La molécule qui détruisit l’hôpital

Les Impliqués Éditeur

Structure éditoriale récente fondée par L'Harmattan, Les Impliqués Éditeur a pour ambition de proposer au public des ouvrages de tous horizons, essentiellement dans les domaines des sciences humaines et de la création littéraire.

Déjà parus

Nova (Vera), *La noble société de Bullford (Le monde merveilleux par-delà le temps, l'espace ou...)*, 2021.

Penali (Danny Daniel), *Le soupir des idoles*, 2021.

Denniélou (Irène), *Aimer par tous les temps, 1938-2018*, 2021.

Lowenbach (Gérard), *Frédéric Lowenbach. Un Français, agent secret au MI6 de 1940 à 1945*, 2021.

Leroy (Jonathan), *Et si on allait vers l'harmonie en santé ?, L'être Totum, une théorie naturopathique vers la médecine intégrative*, 2021.

Messerschmitt (Jean-Pierre et Paul), *Confinement*, 2021.

Lebaron (Cécile), *En lieu sûr*, 2021.

Viellevoye (Josée), *Sur les chemins… Soixante-six impressions sur la marge du temps*, 2021.

Bodereau (Georges), *Vois petit combien l'automne est beau*, 2021.

Dr Saleh Baker Al-Tayar, *Autobiographie et parcours*, 2021.

Les impliqués
Éditeur

Ces dix derniers titres de ce secteur sont classés par ordre chronologique en commençant par le plus récent.
La liste complète des parutions, avec une courte présentation du contenu des ouvrages, peut être consultée sur le site :
www.lesimpliques.fr

Jean-Marie Brugeron

LA MOLECULE QUI DETRUISIT L'HOPITAL

L'Atédesa

Conte hospitalier

Les impliqués Éditeur

Du même auteur :

- Entre noir et blanc (Sous le pseudonyme de Bruno Boy) - Editions Librinova - 2019-
- Hôpital : Pourquoi la T2A nuit à la santé ? Journal La Croix 11 mai 2020.

21 bis, rue des écoles, 75005 Paris

www.lesimpliques.fr
contact@lesimpliques.fr

ISBN : 978-2-343-23171-6

EAN : 9782343231716

A tous les hospitaliers,

Merci à Colette pour son travail irremplaçable
de conseil et de relecture.

Merci à Frédéric pour la formule de l'Atédesa.

Merci à Pierre-Henri pour la définition du
Traitement Algorithmique Automatisé.

Quand la civilisation n'est pas soin, elle n'est rien…

Cynthia Fleury
Le soin est un humanisme - 2019

J'ignore pour qui j'écris, mais je sais pourquoi j'écris. J'écris pour me justifier. — Au yeux de qui ? — Je vous l'ai déjà dit, je brave le ridicule de vous le redire. Aux yeux de l'enfant que je fus.

Georges Bernanos
Les enfants humiliés -1949 -

Préambule

Le lecteur peu familier de l'organisation financière de l'hôpital trouvera ci-après un bref rappel de gestion hospitalière.
Le fonctionnement des hôpitaux en France a longtemps été assuré par les dons, les legs et l'appel à la charité dans la tradition chrétienne qui prévalait au sein des institutions en charge de la mission d'assistance aux malades et aux nécessiteux. Avec la sécularisation de la société, cette mission est progressivement devenue une compétence d'Etat.
Jusqu'à une période récente, le financement de l'hôpital public était organisé, pour l'essentiel, à partir des prélèvements sociaux au moyen d'enveloppes globales ; les gestionnaires hospitaliers devaient assurer le fonctionnement des établissements dans le cadre de ces dotations ; ces enveloppes annuelles étaient basées sur le budget historique de l'hôpital affecté d'un coefficient d'évolution général ct pouvaient comporter des allocations supplémentaires pour faire face aux besoins de santé spécifiques couverts par un établissement donné. L'enveloppe définitive était le résultat des discussions budgétaires entre chaque établissement et son autorité de tutelle, le plus souvent la direction départementale des affaires sanitaires et sociales.
Ce système de financement portait le nom de budget global.

Il est à noter que dans le même temps, les établissements de soins commerciaux étaient financés selon un système de valorisation de l'activité reposant sur des tarifs régionaux variables.
Dans les années 2004-2007, un nouveau système d'attribution budgétaire reposant sur la rémunération de l'activité a été mis en place pour les deux secteurs d'hospitalisation publique et privée, unique dans son principe mais différent dans ses modalités, selon le secteur considéré.
Les établissements sont désormais « rémunérés » en fonction de l'activité médicale qu'ils réalisent ; il s'agit de leur principale ressource, le complément étant notamment assuré par des enveloppes forfaitaires compensant des missions dites d'«intérêt général ». À l'aide d'outils informatiques développés dans le cadre d'un « Projet de médicalisation du système d'information » (PMSI), les patients sont regroupés en plusieurs groupes homogènes de malades (GHM), eux-mêmes regroupés en groupes homogènes de séjours (GHS) en fonction des diagnostics et des actes médicaux réalisés. L'établissement produit un état de son activité ainsi codée pour se faire « rémunérer » par l'assurance-maladie sur la base de tarifs arrêtés annuellement par le ministère de la Santé.
Ces opérations de codage de l'activité de soins demandent un recensement exhaustif de tous les actes réalisés ainsi que de toutes les comorbidités pouvant affecter un patient et son séjour afin d'obtenir la « rémunération » la plus élevée. L'ensemble des soignants sont donc mobilisés pour recenser et tracer le détail de leur activité de soins. Des médecins spécialisés ont été formés pour procéder aux opérations de codage qui se complexifient régulièrement. Ce sont les médecins DIM, en charge du Département d'information médicale.

L'assurance-maladie procède au contrôle des états produits par les hôpitaux et peut proposer des sanctions financières au directeur de l'Agence régionale en cas de mauvaises cotations des séjours. Cette mission est confiée aux équipes de médecins de la sécurité sociale spécialisés dans ces contrôles.
Ce système d'allocation budgétaire porte le nom de T2A, acronyme de tarification à l'activité.

A noter qu'en fin d'ouvrage se trouve un glossaire.
Ce rappel technique étant fait, le lecteur peut maintenant se plonger dans la lecture de « L'Atédesa, la molécule du professeur Enilec qui détruisit l'hôpital… »

- Chapitre 1 -

Confinement volontaire

Le hameau du Viala, ce sont deux maisons de pierre dont les murs ont traversé plusieurs siècles, des appentis à vocation agricole sommairement maçonnés, une fontaine communale, un four à pain et une place pavée et bordée par une haie de hêtres.
Nous occupons avec Claudie, une des deux maisons. J'ai décidé de mettre ma carrière de directeur d'hôpital entre parenthèses pour vivre une période sabbatique, en position de disponibilité selon la terminologie officielle, sur les contreforts du mont Lozère.
Cette position administrative a ceci de particulier qu'elle vous permet d'être momentanément dégagé de vos préoccupations professionnelles et pour ce qui me concerne, des problématiques budgétaires ou d'organisation des soins, et d'être libre, libre de ne rien faire, libre de penser, libre d'être à l'écoute des autres, de soi.
Encadrer par une position administrative la disponibilité à la vie, à la vie réelle. Décidément, le statut de la fonction publique offre des possibilités quelquefois méconnues …
Depuis combien de temps exactement suis-je retiré de la vie active, dans cette bâtisse qui surplombe la vallée de mon enfance ? A vrai dire, je ne le sais pas exactement et quelle importance ?
Désormais, les semaines, les mois, les années ne bornent plus mon temps qui est devenu infini, à l'image de l'espace qui m'entoure.
Rien d'autre que le jour, la nuit, le soleil, les nuages, la pluie, ne vient rythmer mes journées. Ma vie, dans cette maison qui a défié le temps, est à des années-lumière de

ma vie précédente; et une année-lumière, c'est beaucoup d'espace-temps, c'est beaucoup de temps dans ces grands espaces lozériens !
Je dois faire un effort pour me souvenir de ma vie d'avant, tellement elle me paraît lointaine.

Cette vie professionnelle m'a pourtant procuré des satisfactions, mais j'ai ressenti le besoin de retrouver la terre de mes ancêtres.
J'ai voulu prendre le temps de redécouvrir les nuances changeantes des dégradés de vert qui colorent subtilement les versants de la vallée en fonction de l'éclairage du jour.
J'ai voulu réentendre le chant des oiseaux dans les taillis, les aboiements des chiens du village d'à côté lorsqu'ils sont seuls à meubler le silence de la nuit, le frôlement de la brise dans la forêt de pins ou le vent qui fait bruisser la haie de peupliers qui borde la Nize.
J'avais besoin d'entendre à nouveau le clapotis rassurant du filet d'eau dans son bassin, le soir au clair de lune, alors que la fenêtre est restée ouverte, dans la chaleur ouateuse du mois d'août.
Ces bruits qui ont bercé mon enfance, je ne voulais pas les oublier, les perdre à jamais.
Je voulais profiter à loisir de l'image surréelle de l'émergence du mont Balduc au-dessus d'une mer de nuages, quand on part tôt et que l'on fait une halte sur le causse de Mende ou de Balsièges.
J'étais persuadé que ces bruits, ces images, ces impressions qui ont environné et structuré la vie de mes aïeux constituaient le décor fondamental de la vie sur terre.
Peut-être ai-je voulu aussi évaluer la pertinence des idées, des principes qui ont fondé mon engagement professionnel, à l'aune des valeurs inscrites durablement dans les modes de vie ancestraux de cette vallée ?

Je n'ai nullement été déçu.
J'ai, en effet, retrouvé, après ce périple professionnel de Montpellier à Toulouse en passant par Le Mans, Caen et Lourdes, les mêmes couleurs, les mêmes sons, les mêmes images qu'avant.
Ici, je ne suis plus Bruno Boy, directeur d'hôpital, mais Bruno, le fils de Jean. Ce seul titre d'ascendance m'ouvre les portes des maisons les moins accueillantes.
J'étais sûr que dans un tel cadre, les valeurs d'humanité, celles qui donnent sa grandeur à l'homme en société, ces mêmes valeurs sur lesquelles est fondé *l'hôpital,* ne peuvent que se perpétuer.

Il ne m'avait pas été facile de persuader Claudie de m'accompagner dans ce retrait du monde, dans cette retraite un peu anticipée.
Seule la perspective de prendre ensemble le temps de relire les ouvrages essentiels de notre bibliothèque l'avaient finalement convaincue.
Notre choix avait été de n'emporter que des ouvrages de littérature, des histoires de vie, des réflexions intemporelles, des livres qui analysent les sentiments, dissèquent le cœur des hommes et nous apprennent l'humanité.
La force du roman est incomparable et renvoie la plupart des essais et autres ouvrages économiques ou politiques, au rang de chroniques de faits divers datés.
C'est Claudie qui avait choisi les livres à emporter; sa connaissance dans ce domaine est sans commune mesure avec la mienne.
Bazin, Troyat, Stendhal, Dostoïevski, Mauriac, Jean-Pierre Chabrol, mais aussi quelques ouvrages de Duras, Sagan, Irène Frain, Amélie Nothomb …

J'avais rajouté, in extremis, dans la dernière malle « *La Peste* » d'Albert Camus.
— Tu sais, nous en avons déjà beaucoup ! Et puis, ce roman date un peu. Prends plutôt le dernier Houellebecq, m'avait fait remarquer Claudie.
J'avais insisté, curieux de relire cette chronique d'une épidémie, soixante-dix ans après sa parution ; j'avais réussi à glisser l'ouvrage dans le dernier interstice disponible dans le lourd bagage, en même temps que « *Sérotonine* » de Houellebecq.
— Nous pourrons commander des ouvrages supplémentaires sur Amazon, ils vont bientôt assurer les livraisons par drone, lui avais-je dit en plaisantant, soucieux de lui démontrer qu'elle ne serait pas totalement coupée du monde.

Notre maison est aménagée de façon rudimentaire.
La salle principale est une très belle pièce, mais les deux fenêtres aux dimensions peu généreuses ont bien du mal à éclairer convenablement l'ensemble de l'espace; aussi, la plupart du temps, la moitié de son volume est dans la pénombre. Une immense cheminée de granit constitue l'élément principal de décoration; elle est aussi un moyen de chauffage efficace.
Depuis les fenêtres, s'offre au regard le panorama des parcelles de terre aux couleurs constamment renouvelées en fonction des saisons et des cultures, mais selon un enchaînement immuable. Il compose un ensemble de tableaux encadrés dans les murs blancs de la pièce, toujours nouveaux pour celui qui prend le temps d'observer.
L'accès à l'étage principal se fait par un large escalier de pierres usées et polies par des générations de paysans aux lourdes chaussures ou aux sabots bruyants. Des pièces de l'étage, on aperçoit plus précisément le vallon au fond

duquel la Nize s'alanguit depuis des siècles en contournant les replis des terres les plus compactes.
Cet étage accueille quatre chambres. Avec Claudie, nous en avons transformé une en bibliothèque. Notre chambre est immense et présente l'avantage d'être située au-dessus de la pièce principale, au droit de la cheminée. En hiver, elle bénéficie ainsi de la chaleur provenant à la fois du conduit de l'immense cheminée et de l'air chaud du salon à travers le plancher de bois. Des éléments de couchage volumineux nous évitent d'avoir recours aux radiateurs électriques qui ne sont utilisés que dans la salle d'eau.

Lorsque le temps le permet, nous restons dehors sur la place dallée de pierres, face à la fontaine où nous avons installé une table de bois et quatre chaises.
La fontaine distille sa musique aux intonations changeantes selon l'intensité du débit d'eau. Le captage est situé très haut sur le flanc du mont Lozère et la source qui délivre la plupart du temps une eau particulièrement pure, n'est que peu affectée par les saisons.
En fait, les problèmes de débit sont surtout dus aux obstacles déposés par les intempéries ou par les sangliers sur la partie de la conduite qui est à découvert, juste en aval du bassin de rétention.

C'est dans ce refuge sommaire que nous vivons depuis que nous avons décidé de faire retraite, hors du temps ; depuis que nous vivons avec les personnages de nos auteurs préférés en réduisant les contacts avec nos concitoyens au strict minimum ; depuis que Brasse-Bouillon, Julien Sorel, Dorian Gray, Emma Bovary, Meursault, Amélie et sa fille Élisabeth nous ont entraînés dans une spirale cyclonique au cœur de l'âme humaine; depuis que nous avons décidé de maîtriser le temps en l'ignorant superbement, littérairement…

Cet après-midi, la fenêtre de la bibliothèque, découpée sur son mur de plâtre blanc, compose un tableau où le vert des prés et des forêts, le brun des champs, ont pris une couleur grisâtre.

Nous sommes certainement au début de l'hiver.

Je lis à haute voix un passage de « *La Peste* » d'Albert Camus :

— « *Rieux réfléchissait …*

— Oui, Castel, dit-il, c'est à peine croyable. Mais il semble bien que ce soit la peste.

Castel se leva et se dirigea vers la porte

— Vous savez ce qu'on nous répondra, dit le vieux docteur :

— Elle a disparu des pays tempérés depuis des années. »

Je me tourne vers Claudie qui s'extrait de « *Mémoire de fille* » d'Annie Ernaux.

— Claudie, crois-tu que notre civilisation puisse connaître à nouveau des années sombres ? Des temps où l'homme régresserait, perdrait son humanité ?

— Non, je ne pense pas. Je crois au progrès moral de l'humanité. Notre société a atteint un tel degré de sophistication, regarde en matière sociale, au niveau des soins. Tu es bien placé pour savoir quel rôle joue l'hôpital.

Je reprends la lecture, à voix haute, à son attention :

— « *Qu'est-ce que ça veut dire, disparaître ? répondit Rieux en haussant les épaules.* »

Je laisse mon esprit vagabonder, tiraillé entre les sentiments provoqués par l'évocation de la peste et la sensation de quiétude procurée par notre environnement.

Le livre glisse de mes mains sur mes genoux …

- Chapitre 2 -

Tempête sur le mont Lozère

Une violente bourrasque rabat soudainement le vieux volet sur le mur de façade. Le ciel s'obscurcit rapidement et de grosses gouttes commencent à marteler le sol de la pièce.
Je me lève pour fermer la fenêtre dont les carreaux de verre grossier et opaque tintent sous l'impact des rafales de pluie.
Le vent agite violemment et bruyamment la cime des hêtres de la cour. La pénombre, le fracas des eaux, le hurlement du vent, créent une atmosphère de fin du monde.

La vieille charpente fait entendre des craquements sinistres et le plancher de bois laisse filtrer des nuages de poussières à travers les fentes de ses lames mal ajustées.
La pièce baigne à présent dans une quasi-obscurité tandis que l'ampoule électrique surmontée de son abat-jour métallique imprime au cordon qui lui sert de suspension un mouvement de balancier inquiétant.
Cette maison, la maison de mes ancêtres va-t-elle résister, elle qui a été bâtie si solidement par des artisans transmettant leur art de génération en génération, elle qui a traversé plusieurs guerres mondiales et tant d'intempéries ?
L'air moite devient irrespirable ; les murs de pierre du salon délimitent un espace qui me paraît trop petit.
La brutalité des éléments naturels me renvoie à ma propre fragilité, et je commence à suffoquer.
Désemparé, je guette la survenue d'une éclaircie présageant une accalmie.

Après un temps qui me paraît infini, le ciel semble moins sombre, les rafales s'espacent et bientôt, la pluie cesse.

Le vent a maintenant chassé les derniers nuages ; mais la campagne à travers les fenêtres à nouveau ouvertes, apparaît profondément meurtrie, blessée en plusieurs endroits : le toit d'un des appentis a été fortement endommagé. Un des arbres de la haie de clôture, le plus âgé, a été déraciné. Au loin, j'entends la sirène d'un camion de pompiers qui fait écho au tintement lugubre des cloches de l'église du village voisin de Lanuéjols.
Pour la première fois depuis longtemps, le silence dans cette vieille maison me paraît insupportable.
Cette violente tempête a détruit le sentiment d'équilibre dans lequel je vivais ; l'inaction dans cette maison me paraît subitement angoissante alors que le déchaînement des éléments naturels vient de me démontrer qu'il peut y avoir des dangers dans ce monde que nous avons momentanément fui ; j'ai besoin de retrouver mes amis, mes collègues de travail, ceux avec qui nous tenté de le rendre plus sûr, plus humain ; je veux, à nouveau, agir.
Je regarde Claudie qui n'a pas repris la lecture de son livre : Elle est belle, sereine.
Je suis rassuré, l'intempérie ne l'a pas affectée.
— Tu ne crois pas que nous devrions reprendre contact avec le monde ?
Elle sourit.
— Faisons comme tu voudras…
Je me lève pour prendre au fond de l'armoire mon iPhone. Il est couvert de poussière.
Je le mets en charge et j'attends consciencieusement que l'énergie emmagasinée lui permette d'afficher l'écran de démarrage.
— Claudie, te souviens-tu du code de mon portable ?
— 14-65-31, je crois.

Je suis toujours émerveillé de la capacité de Claudie à se souvenir des chiffres. Son cerveau fonctionne comme un disque dur lui permettant de décider d'effacer, à la demande, tel ou tel nombre qui n'aurait plus d'utilité, mais de conserver précieusement les autres. Je dois avouer que cette facilité qui lui est donnée m'évite de faire tout effort de mémorisation...
Le téléphone refuse cependant de fonctionner et requiert la composition du code SIM que par facilité, je n'ai pas modifié et qui, par défaut, est 0000.
Cette dernière procédure réalisée, les fenêtres de l'écran s'ouvrent sur le monde internet, dans un bruissement ininterrompu d'annonces sur la nécessité de mettre à jour les multiples applications qui m'étaient indispensables dans ma vie d'avant.
La messagerie internet est bloquée : « *dépassement de la capacité* », « *logiciel obsolescent* ».
La messagerie SMS affiche 666 messages en rouge sur fond vert.
Par curiosité, j'ouvre le dernier envoi: mon ami Paul m'annonce qu'il a décidé de prendre sa retraite. La dernière fois que j'ai été en contact avec lui, il était directeur du centre hospitalier du Mans. Il nous invite à lui rendre visite dans sa maison de campagne du Cantal où il a désormais élu domicile.
Paul est le compagnon de ma route hospitalière; nous avons partagé plus de quinze ans d'exercice des fonctions de direction dans le même centre hospitalier universitaire (CHU). Nous avons vécu ensemble les évolutions de la gestion hospitalière et connu l'émergence de la fonction de direction des hôpitaux ; nous avons participé, à notre niveau de responsabilité, à sa reconnaissance dans ce milieu hospitalier où elle se cantonnait à l'« administration », comme se plaisaient à la qualifier les médecins. Nous avons partagé l'ambition de donner à

cette fonction ses lettres de noblesse avec la fougue de nos jeunes années. Nous l'avons fait avec la rigueur, l'exigence demandée aux membres de son équipe par le directeur général, Claude Caliste que nous n'appelions que Monsieur Caliste dans un mouvement de déférence naturelle.
Je ne partageais pas toutes les idées de Paul mais j'appréciais le classicisme de son approche de la gestion ; il était peu séduit par mes idées novatrices qu'il trouvait parfois aventureuses ; mais nous partagions le même intérêt pour le débat d'idées et le même investissement dans ce métier et dans l'hôpital.
Nos chemins se sont ensuite séparés, chacun déroulant sa carrière hors de cette équipe du CHU de Caen où nous avions fait nos premières armes. Nos routes se sont brièvement recroisées à l'occasion de nos candidatures respectives sur des postes de direction où nous étions parfois concurrents.
Tout cela me paraît si loin.
— Tu vois, Claudie, Paul, une fois à la retraite, reprend contact avec nous. Cela me fait plaisir de constater que malgré tout ce temps il n'a pas oublié nos années communes d'apprentissage hospitalier.

Claudie a ressorti un poste de radio qui était relégué au-dessus de la bibliothèque.
Elle le met en marche.
Alors qu'il est réglé sur France Inter, un jingle précise que nous sommes à l'écoute de la radio du peuple français.
Un commentateur explique que le ministre de l'Intérieur, Maurice Chedébar, se rendra prochainement à la frontière italienne afin de vérifier le dispositif policier mis en place dans la vallée de la Clarée, au niveau du col de l'Echelle.
La voix est solennelle.
— Écoutons monsieur le ministre de l'Intérieur :

— Ces contrôles nous permettront d'éviter toute intrusion de migrants, dans l'attente de la construction du mur qui constitue un engagement solennel du président de la République, monsieur Charles Sarraum. J'annonce officiellement que les fonds nécessaires à sa construction ont été votés et que le Premier ministre, Jacques Toirod, inaugurera l'ouvrage en mai prochain.
— Monsieur Jean Raichul, secrétaire d'État à la Performance civique, a délivré la première carte d'identité à points à une jeune femme de la banlieue lilloise, ouvrière dans une usine nationale de confection.
Écoutons monsieur Jean Raichul, à la sortie de l'usine :
— Je suis très fier et heureux d'avoir remis cette carte à madame Odile Vermeulen, ouvrière particulièrement méritante et figure représentative des classes laborieuses qui soutiennent notre action. Je rappelle que la carte d'identité à points est créditée lors de sa remise au citoyen de dix points et qu'un système de puce électronique permet à son titulaire de connaître, en temps réel, le niveau de son bonus-malus.
Cette innovation technologique, due à des chercheurs français, évite ainsi de découvrir fortuitement qu'on ne peut plus accéder à tel ou tel service public. Le citoyen peut alors, de sa propre initiative, demander à suivre un stage de resocialisation nationale qui lui permettra de créditer sa carte de quatre points.
J'étais très attaché à ce dispositif technique qui constitue, comparativement aux autres pays qui ont mis en circulation de telles cartes, une mesure importante de respect des libertés individuelles. Je précise que cette dernière appréciation ne saurait être entendue comme une critique des gouvernements européens de l'Alliance des nations, avec qui nous conduisons une politique de redressement au service des travailleurs.

Nous restons sans voix, le regard fixé sur le petit poste de radio, comme si les messages qu'il égrène provenaient d'un autre monde.
Le journaliste poursuit :
— Monsieur Pierre Riou la Falaise, ministre de la Culture et du savoir penser et porte-parole du Gouvernement a annoncé lors de son intervention journalière la nomination au Conseil constitutionnel de madame Marine Le Pen et de monsieur Jean-Luc Mélenchon.
Il a, par ailleurs, précisé que les détenteurs d'euros ne disposaient que de trois mois pour les utiliser. A cette occasion, il a rappelé, selon ses termes, « *que cette monnaie, symbole du capitalisme international, ne serait bientôt qu'un vieux souvenir et que le « franc travailleur » apporterait aux populations laborieuses une juste récompense pour leur contribution au redressement national* ».

— Passons à l'intégrité physique des personnes, indique le commentateur.
Monsieur Adrien Maquet, ministre de la Protection de l'intégrité physique des personnes, a visité le chantier de reconstruction du centre hospitalier universitaire de Caen. A cette occasion, il s'est félicité du fort excédent du régime d'assurance intégrité physique qui dépasse désormais les dix milliards de « francs travailleurs ». Il était accompagné par son secrétaire d'État à la réparation corporelle, monsieur le professeur Lucien Tétaber.
— Mais Lucien Tétaber, je le connais, dis-je à Claudie, c'était l'assistant du professeur Louis Enilec qui exerçait au CHU de Caen quand j'y étais directeur-adjoint.
Que se passe-t-il ? Je ne comprends pas. Nous sommes victimes d'un canular !

Nous regardons désormais le récepteur radio avec défiance, dans l'attente du dénouement de la farce qui semble se jouer dans cette maison que nous sommes pourtant seuls à occuper.
Claudie s'éloigne et se dirige vers la fenêtre comme si elle voulait se mettre à distance de ces informations, se protéger du monde ainsi décrit.
— Toutes ces annonces... Si elles sont vraies, c'est vraiment terrible.
Je suggère à Claudie:
— Peut-être qu'un groupuscule d'extrémistes a conduit une action de piratage d'un émetteur.
Inquiet, je tourne la molette de sélection des stations, à la recherche d'une autre source d'information.
Le jingle d'Europe 1 retentit.
— Monsieur Robert Brisollac, ministre à la Défense de nos frontières, s'est félicité lors d'une réunion interministérielle, de la participation de la marine française au blocus méditerranéen qui interdit désormais tout accès à nos côtes aux migrants venant par mer. Il informe les populations que dorénavant, les forces armées seront majoritairement déployées autour du bassin méditerranéen afin de participer à la sécurisation de nos frontières terrestres et maritimes. La France parviendra ainsi, a-t-il dit, à « *mettre fin au mouvement de remplacement populationnel qui détruit notre nation* ».
— Flash info : Nous apprenons que la flèche de la cathédrale Notre-Dame de Paris vient de s'abattre. Nous précisons à nos auditeurs que la capitale subit actuellement un violent ouragan et qu'il est vraisemblablement à l'origine de ce désastre. Nos reporters se rendent sur les lieux.
Veillez m'excuser, je corrige mes propos : Monsieur Maurice Chedébar, ministre de l'Intérieur, vient de déclarer qu'il demande que des conclusions hâtives ne

soient pas tirées ; il a indiqué qu'à titre personnel, il n'écartait pas l'action d'un groupe islamiste.
Claudie revient près de la radio.
— Les bulletins d'information semblent concordants, il ne s'agit pas d'une action de commando sur une radio ou d'un piratage. Des événements graves affectent le pays.
Je me lève à mon tour et machinalement, je fais le tour de la pièce. Je me tourne vers la fenêtre, à la recherche d'un point d'appui pour mon regard, mais aussi pour mes réflexions hors du cadre contraint de cette pièce : le soleil est maintenant éclatant et révèle dans le paysage humide des reliefs, des scintillements, des contrastes profonds qui lui redonnent vie comme dans un tableau de Monet. Les dégâts provoqués par la tempête sont bien présents mais la nature s'anime, revit, ébauchant un nouveau cycle dont le chant des oiseaux salue les prémices. Mon environnement immédiat semble à mille lieux des événements relatés par la radio ; il redevient riant, promesse de lendemains heureux…
Mais ces bouleversements politiques profonds, ces transformations de la société qui semblent affecter gravement le pays ont eu lieu alors que je m'étais absenté, que j'avais quitté le monde pour me réfugier dans l'ivresse de l'isolement et la drogue de la lecture. Je suis comme un fantassin qui a quitté son poste, qui a déserté et qui, amer, coupable, constate que les combats ont été perdus et qu'il ne peut même pas dire qu'il a tenté quelque chose. Je repense à ces décès que ma mère m'annonçait lors de mes retours après un long éloignement du domicile familial; les catastrophes se produisent toujours en mon absence… Serais-je coupable, un des coupables ?

Je reviens près de Claudie.
— Un ministre de la Protection de l'intégrité physique des personnes et un secrétaire d'État à la réparation

corporelle ! Mais qu'est devenu l'hôpital dans tous ces bouleversements ?
Je te propose que nous nous rendions chez Paul, dans le Cantal, puisqu'il a repris contact avec nous.
— Oui, tu as raison, répond Claudie, il pourra nous expliquer la situation.
— Je l'appelle, s'il est d'accord, nous partons dès demain matin.

- Chapitre 3 -

En route vers le nouveau monde …

Il est six heures du matin.
Je me rends dans l'appentis qui sert de garage à ma vieille Volvo ; par chance, celui-ci a résisté à la violente bourrasque. La peinture de mon véhicule est couverte de poussière, mais le cinq-cylindres s'ébroue à la première sollicitation du démarreur et distille sa musique rassurante. Décidément, les anciens moteurs suédois étaient de belles mécaniques avant que la mode des trois-cylindres surcompressés et autres downsizings[1] ne viennent aseptiser le monde de l'automobile.

Nous quittons les pentes du mont Lozère.
La route départementale serpente dans la vallée en suivant de loin en loin le cours de La Nize.
Rien ne semble avoir changé.
Des troupeaux de vaches paisibles émaillent les herbages de taches noires et blanches ou brunes selon les domaines agricoles traversés.
Plus haut, sur les contreforts de couleur plus terne, on distingue des groupes de moutons qui s'effilochent à flanc de montagne.
Les différents clochers autour desquels des maisons sans âge semblent se blottir signalent, de proche en proche, les villages nichés dans un repli de terrain ou agrippés à des escarpements moins hospitaliers.
Le caractère immuable de ces paysages nous permet de partager les impressions, les sentiments des voyageurs

---

[1]Procédé qui consiste à réduire la cylindrée d'un moteur sans en dégrader la puissance finale.

d'antan, dans une communion au-delà du temps, au-delà du mode de locomotion.

Claudie me tire de mes rêveries.

— Par chance, Paul peut nous recevoir.

— Oui, et François, mon autre camarade de promotion de l'EHESP[1], sera également présent. Tout les oppose et pourtant ils sont restés amis.

Toute une époque, ce temps de formation à l'école de la Santé qui s'appelait encore l'Ecole Nationale de la Santé avant d'être affublée de ce nom un peu pompeux et franchement ridicule d'Ecole des Hautes Etudes en Santé Publique ; Tu te rappelles, avec Paul et Francois, nous formions un groupe très soudé malgré nos divergences sur la gestion hospitalière. Nous passions tous nos loisirs ensemble. Paul était adhèrent du syndicat Force Ouvrière qui était alors majoritaire chez les directeurs d'hôpitaux.

Francois, lui, militait à la CFDT. Quant à moi, j'avais accepté de figurer sur la liste présentée par le Syndicat National des Cadres Hospitaliers (SNCH) qui était présenté et vilipendé comme le syndicat corporatiste.

Je me souviens, notamment, des discussions avec Paul ; il était issu d'une famille de fonctionnaires pour qui le service de l'État ou d'une collectivité publique est une fonction qu'il faut exercer avec rigueur et professionnalisme, mais sans trop s'interroger sur le sens de l'action.

Je me rappelle de nos discussions, le soir après dix-huit heures. On plaisantait de ces formules : « *Ta légitimité, c'est ton arrêté de nomination qui te la donne. Tu as fait ce qui t'était demandé, tu as la conscience tranquille. Nous sommes des soldats.* »

Il a fait carrière dans de grands centres hospitalo-universitaires, établissements dans lesquels la fonction de

---

[1] Ecole des Hautes Etudes en Santé Publique, anciennement ENSP, Ecole Nationale de Santé Publique.

direction peut prendre appui sur une structure administrative solide. Ces établissements où quelquefois l'organe crée la fonction…
François, lui, est un idéaliste.
Entré dans la fonction publique hospitalière après des études littéraires, il estime que les hôpitaux sont des institutions et que les directeurs d'hôpitaux ont un rôle social.
A la sortie de l'école, il a choisi d'exercer dans un hôpital psychiatrique, un de ces établissements où il y a quelques décennies, les directeurs faisaient corps avec les soignants pour porter un projet de vie pour les patients hospitalisés.
Ensuite, déçu par l'évolution de la psychiatrie, tiraillée entre les contraintes des différentes politiques de santé et les corporatismes médicaux et soignants, il a fait le choix de diriger des établissements d'accueil pour personnes âgées.
— Ce sera intéressant, précise Claudie, de les écouter sur la situation dans le pays.

Après avoir suivi les méandres du Lot, nous arrivons maintenant en vue de l'autoroute A75.

Le ruban d'asphalte, tantôt domine de toute sa majesté les vallons et les activités traditionnelles qui s'y nichent, tantôt s'enfouit dans le sol comme s'il fuyait les paysages rupestres.
— Tu sais, dis-je à Claudie, cette voie rapide est un outil de désenclavement, mais en aucune façon un moyen d'irrigation de ce département, ne serait-ce que parce qu'elle se situe aux marges du territoire lozérien ; finalement, c'est un simple moyen de transit pour relier rapidement Montpellier et Clermont-Ferrand.
Ce n'est qu'une fois engagés sur cette voie autoroutière en direction du Cantal que le contenu des bulletins

d'information entendus ces jours derniers s'inscrit concrètement dans notre environnement.
La voie de droite descendante est occupée de façon quasi-continue par des convois militaires qui lui donnent une coloration brunâtre à perte de vue.
— C'est l'acheminement des moyens militaires au Sud dont parlait le ministre hier à la radio, dis-je à Claudie.
Je n'avais pas vu un tel déploiement de matériel militaire dans la région depuis l'époque où le plateau du Larzac était un camp d'entraînement pour l'armée !
De larges panneaux de signalisation au-dessus de l'autoroute rappellent régulièrement aux automobilistes leurs obligations citoyennes.
« *Rappel : vous devez échanger votre carte d'identité pour une nouvelle carte à points avant la fin de l'année.* »
« *N'oubliez pas de changer vos euros pour des francs travailleurs, la monnaie de notre nation.* »
L'A75 remplit sa fonction de franchissement du Massif central avec efficacité et après le signalement du village du Buisson, nous quittons l'autoroute pour emprunter une route départementale en direction de Chaudes-Aigues.
La réalisation de cet axe autoroutier par l'Etat, à une époque où les plans d'aménagement territoriaux étaient des priorités de l'action publique, nous dispense du paiement de tout péage.

- Chapitre 4 -

Le peuple rassemblé au pouvoir

Nous arrivons bientôt en vue du bourg de Chaudes-Aigues.
Paul habite à l'écart, au-dessus du Musée de la géothermie et du thermalisme.
La propriété est située à l'orée d'un bois, et en cette fin de journée, de grands sapins au vert profond projettent une ombre sur le terrain délimité par une clôture de bois blanc.
Tout est net, à l'image d'un paysage suisse de carte postale.
Je reconnais là le soin particulier que Paul et son épouse Viviane, ont toujours apporté aux logements qu'ils ont occupés.
Viviane nous accueille et fait taire son épagneul breton qui ne semble pas apprécier l'arrivée des visiteurs.

Nous retrouvons Paul, François et son épouse Cécile, dans le salon où une fenêtre à croisillons permet à notre regard de se fondre dans l'épaisseur du sous-bois de la sapinière.
Paul n'a pas tellement changé, même s'il a troqué son costume cravate pour des vêtements de sport.
Il a gardé cet accent du Sud-Ouest qui est à lui seul un art de vivre.
— Je rentre du golf, nous dit-il pour expliquer sa tenue. Le costume cravate a représenté le signe de mon rattachement à la fonction publique pendant tant d'années !
Maintenant je suis libre, poursuit-il.
La silhouette de François est reconnaissable quant à elle, entre mille, tant elle semble immuable. Sa mise classique, presque austère, est éclairée par un visage glabre et émacié ; ses yeux en perpétuel mouvement trahissent une

vivacité d'esprit, mais aussi une inquiétude qui n'est gommée que par son sourire qui accompagne l'expression de ses convictions.

Nous prenons le repas du soir autour d'une table somptueusement décorée comme Viviane a l'habitude de le faire.

Le foie gras est accompagné d'un Jurançon vendanges tardives que n'aurait pas renié Henri IV.

L'art de la table a ceci de particulier qu'il perpétue au fil du temps les rites, les ambiances sans que les événements circonstanciels ne viennent les affecter.

Tout semble « comme avant » …

Cécile poursuit son activité d'écrivain public qu'elle a créée lorsqu'elle a mis fin à sa carrière d'enseignante.

Son échoppe située au cœur de la vieille ville de Montpellier a pour nom « *Prête-moi ta plume…* ».

— Le niveau de l'illettrisme ne cesse de monter, dit-elle dans un soupir. Pourtant, nous sommes dans une ville qui n'est pas particulièrement défavorisée.

— Alors, ce temps sabbatique à l'écart du monde, en Lozère ? s'enquiert Paul.

Je regarde Claudie, ne sachant pas très bien comment répondre à cette question pourtant prévisible. Comment mettre des mots sur cette expérience ?

— C'est à la fois passionnant et déroutant.

— L'atterrissage est difficile, précise Claudie. Nous avons l'impression de vivre un cauchemar, d'arriver sur une planète qui nous est étrangère ; un peu comme si nous habitions un roman de science-fiction. A vrai dire, nous avons quitté précipitamment notre retraite en Lozère car nous ne pouvions pas rester seuls avec nos questions. Aussi, votre invitation a été un soulagement.

— Mais que s'est-il réellement passé durant notre retrait du monde, dis-je en me tournant vers Paul et François ?

Les premières informations que nous avons semblent indiquer qu'il y a eu une accélération du cours du temps.
— A moins que ce ne soit vous qui ayez appuyé sur le bouton pause trop longtemps ! dit François, un brin moqueur.
— Tu as raison, éternelle question de la relativité.
On ne sait jamais lorsque l'on quitte le flot des véhicules pour rejoindre les bas-côtés, si les automobilistes vont vraiment plus vite ou si notre arrêt nous donne ce sentiment de vitesse exagérée …

Paul se lance dans une description détaillée des événements ayant abouti à la situation actuelle.
— Le mouvement des Gilets jaunes, que vous avez peut-être connu à ses débuts, a profondément déstabilisé le président de la République qui, pour se relégitimer, a organisé un référendum. La campagne électorale a été perturbée par des attentats islamistes particulièrement meurtriers à Paris ; l'extrême droite a capitalisé sur le sentiment de peur qui s'en est suivi, tandis que l'extrême gauche a considéré que c'était une occasion inespérée de mettre fin à ce pouvoir macronien qu'elle abhorre par-dessus tout. Ainsi se sont conjuguées des forces que tout semblait opposer.
Le référendum a été un échec pour le pouvoir en place.
Le président en a tiré les conclusions en dissolvant l'Assemblée nationale, se donnant ainsi une nouvelle occasion de reprendre la main en tablant sur un sursaut des électeurs.
Mais les élections législatives ont été le théâtre de jeux politiques très particuliers ; l'extrême droite et l'extrême gauche, à la lumière du résultat du référendum, ont développé une stratégie d'alliance objective, au service d'un seul but : faire barrage à La République en Avant, le parti présidentiel. Par ailleurs, elles ont alimenté le

mouvement d'insurrection autour des Gilets jaunes, mettant fin aux bagarres de leurs adhérents les plus violents pour afficher un front uni.
— Tu oublies de dire, précise François, qu'aucun raisonnement, aucune réflexion approfondie n'était audible durant cette campagne.
— Oui, reprend Paul, c'était un jeu de chamboule-tout où le moindre tribun de la twittosphère pouvait emporter l'adhésion de millions de personnes dans un déferlement d'outrances où la violence verbale tenait lieu de démonstration.
— Il faut noter, précise François, que l'Église catholique a eu une attitude ambiguë ; elle était sous la pression conjuguée de ses ultras qui voyaient dans la présidence Macron une cause du délitement de la société, et de certains de ses membres qui craignaient de passer à côté d'un profond mouvement social. Plusieurs clercs n'hésitaient pas à affirmer qu'il serait plus facile de faire évoluer le Peuple Rassemblé, le parti d'extrême droite, que le mouvement présidentiel, porteur d'un libéralisme intrinsèquement destructeur à leurs yeux, des valeurs de la France éternelle et de la chrétienté.
— De plus, ajoute Cécile, le contexte européen a renforcé ce mouvement de repli sur soi. Les Britanniques ont fait le choix d'un Brexit sans accord et le maire de Londres, devenu Premier ministre, a multiplié les déclarations bravaches. Les leaders politiques italiens n'ont pas hésité à intervenir dans le processus électoral français en faisant miroiter une alliance aux dépens de l'Allemagne, jouant sur le sentiment anti-hégémonique que provoque ce pays.
— On ne peut pas occulter non plus, ajoute Viviane, le rôle de la Russie qui, à travers ses relais médiatiques, mais aussi par des moyens moins visibles, est intervenue pour déstabiliser les partisans d'une union européenne.

— Pas plus qu'il ne faut passer sous silence, précise François, les interventions du Président américain ou de ceux qui gravitent dans son orbite, pour qui nos démocraties européennes sont des bizarreries s'appuyant sur des traditions et une histoire qui leur sont étrangères.

— Au final, continue Paul, les partis traditionnels ont été laminés. Les représentants de La République en Avant n'ont obtenu qu'une centaine de sièges, le Peuple Rassemblé 254, Les Citoyens Rebelles 156.

Une motion de censure associant Les Citoyens Rebelles, le parti d'extrême gauche et le Peuple Rassemblé a aussitôt mis le gouvernement en minorité.

Devant cet échec, le président de la République a démissionné et dans la foulée, de nouvelles élections présidentielles ont été organisées. Les partis traditionnels, totalement atomisés à la fois par la stratégie des années précédentes de La République en Avant et par le mouvement insurrectionnel, se sont révélés incapables de faire émerger des candidatures sérieuses ; tous les prétendants sérieux fuyaient comme la peste de telles étiquettes.

On a alors assisté à une multitude de candidatures ne s'appuyant, pour la plupart, que sur des structures éphémères.

Marion Maréchal et Marine Le Pen se sont livrées à un combat sans merci et se sont autodétruites. Jean-Luc Mélenchon, confronté à des dissensions fortes liées à la présence dans son mouvement d'islamistes radicaux en grand nombre, a été profondément déstabilisé.

Dans cet émiettement politique, Charles Sarraum, un inconnu, tribun redoutable, s'est imposé au grand étonnement de tous, bénéficiant à la fois du socle des voix de l'extrême droite, de celles de l'extrême gauche et d'un électorat plus traditionnel. Les accords qu'il avait passés

au deuxième tour en faisaient cependant clairement l'otage du Peuple Rassemblé.
Des tractations aboutirent à la constitution d'une majorité gouvernementale Peuple Rassemblé - Citoyens Rebelles.
La quasi-totalité des ministères importants allèrent au Peuple Rassemblé. Le poste de Premier ministre, plus honorifique dans ce nouveau contexte que réellement politique, fut attribué aux Citoyens Rebelles. Les arbitrages ainsi que les orientations politiques relèvent désormais du seul président de la République.
C'est ainsi qu'Adrien Maquet est désormais ministre de la Protection de l'intégrité physique des personnes ; il a dans son périmètre ministériel la responsabilité du secteur de la Santé, dénommée Offre de la réparation corporelle, confiée à un secrétaire d'État, le professeur Lucien Tétaber.
Le mouvement écologiste est totalement absent. En fait, le parti écologiste a explosé ; les résultats obtenus dans certaines élections locales par le passé n'étaient que des trompe-l'œil. Le vote écologiste, c'était l'addition du vote de militants d'extrême gauche qui noyautaient le parti et du vote d'humanistes sincèrement préoccupés du devenir de notre planète, mais dont les orientations politiques étaient peu affirmées ; en situation de crise, cet électorat s'est évaporé.
Par ailleurs, les électorats d'extrême gauche et d'extrême droite sont d'une grande proximité et d'une grande porosité. Les transfuges sont légion.
— Paul, je ne partage pas totalement tes analyses, reprend François, notamment sur les écologistes, mais il est vrai qu'on n'attend plus que le moment où le Peuple Rassemblé décidera, une fois sa base confortée, de gouverner seul.
Le mouvement de repli sur soi, comme dans la plupart des pays européens, est impressionnant.

— Tu sais, l'histoire est un perpétuel recommencement, lance Paul.
— Peut-être, réplique François, mais lorsqu'on se souvient des idéaux qui animaient les responsables politiques au sortir du dernier conflit mondial, on mesure la perte du sens collectif et du sentiment de solidarité qui affecte désormais notre société.
— Un peuple ne peut avoir pour seul horizon l'accumulation de biens matériels, intervient Cécile ; il faut bien reconnaître que ces idéaux, portés notamment par les pères de l'Europe, se sont dilués dans une recherche d'efficacité au service des seuls marchands. Quoi qu'il en soit, Emmanuel Macron a focalisé sur sa personne tout le ressentiment de ceux qui se sont considérés, à tort ou à raison, comme exclus de cette course à l'argent.
— Et voilà comment nous nous retrouvons avec un ministre de la Santé d'extrême droite, affublé du titre de ministre de la Protection de l'intégrité physique des personnes, épaulé par un secrétaire d'État en charge de l'Offre de reconstruction corporelle, soupire François !
Je me demande bien ce que fait le Professeur Tétaber, un médecin, dans cette galère ?
Je me tourne vers François.
— Tétaber, je l'ai connu au CHU de Caen, c'était l'élève du professeur Louis Enilec, il était plutôt effacé.
Par contre, Enilec était un personnage curieux. Il était professeur de génétique humaine et animait une équipe de recherche au sein de l'Institut de génétique et de biologie moléculaire et cellulaire, sous la tutelle de l'INSERM, du CHU et de l'université.
Les membres de cette équipe de recherche avaient un style très particulier ; ils ne se mêlaient que très peu aux autres hospitalo-universitaires et, entre nous, nous les appelions les moines-soldats.

Il était très sensible à la protection de ses données de recherche.
Je me souviens d'une anecdote : il avait exigé un réseau informatique dédié, composé de Macintosh et non de PC, ce qui avait occasionné un violent débat en commission médicale d'établissement. Au cours de cette séance, Camille Caliste, le directeur général, avait fait preuve, comme il en avait l'habitude, de ses qualités de tribun pour dénoncer ce type de comportement qui mettait à mal la cohérence de l'institution hospitalière.
L'affaire s'était cependant terminée en faveur d'Enilec, sur intervention du doyen qui avait mobilisé l'université pour défendre l'indépendance et l'autonomie de la recherche.
— Moi, je suis très heureux d'avoir décidé de prendre ma retraite, reprend Paul en nous versant une rasade de Jurançon qui éclaire la table de ses reflets jaune et or.
L'hôpital était en permanence l'objet d'injonctions contradictoires et le directeur était devenu une cible ; je n'ai aucune appétence pour le ball-trap dans ce rôle-là !
Je me souviens très bien de Camille Caliste, il était passionné par son métier. Il aimait l'hôpital et inscrivait son action dans la tradition des directeurs-bâtisseurs.
— Pour ma part, dit François, j'ai fait le choix de quitter les hôpitaux. J'exerce aujourd'hui dans une Maison d'accueil pour personnes dépendantes dans la banlieue de Montpellier. C'est un établissement qui a élaboré un projet original donnant la priorité aux personnes sans ressources.
Nos moyens proviennent essentiellement de dons et nous sommes assez libres pour travailler au service des plus pauvres selon nos valeurs.
— Tu es conscient, rétorque Paul, que dans le contexte actuel, votre modèle ne peut avoir qu'une portée limitée.
— Oui, mais il s'agit pour moi d'une action témoignage, répond François. De toute façon, dans le système de soins

et de protection sociale mis en place aujourd'hui, nous n'avons plus de marge de manœuvre. Cécile, à sa façon, avec son échoppe d'écrivain pour tous, porte aussi témoignage de l'existence d'autres valeurs.
— Je respecte ce choix, réplique Paul, d'autant plus que j'ai choisi de quitter la vie professionnelle, mais je m'interroge sur l'efficacité de votre action.
Témoigner dans le désert !
— Il faut que vous nous en disiez plus sur l'organisation sanitaire en place, s'enquiert Claudie. Si nous avons bien compris les bouleversements politiques qui ont affecté le pays, nous sommes inquiets pour le système de soins. Comment fonctionnent les hôpitaux aujourd'hui ? Avec Bruno, nous n'avons pas la moindre idée des évolutions qu'ils ont connues.
— Paul élude la question : Vous savez, il nous est difficile de vous décrire la situation, vous ne nous croiriez pas…
— Bruno, tu te souviens de ton mémoire de fin d'études à l'Ecole de la santé, « *L'hôpital dans la cité* », intervient François ?
Nous avions passé de longues soirées à discuter sur ce sujet ; tu démontrais que *l'hôpital* était à l'image de la société et qu'il en était une institution symbole. Eh bien, essaie d'imaginer un hôpital à l'image de la société organisée par les hommes au pouvoir aujourd'hui...
— Oui, François, je n'ai pas oublié ce travail de fin d'études ; et après plusieurs décennies d'exercice professionnel, je suis intimement persuadé que *l'hôpital* que nous avons connu est une des traductions les plus abouties des valeurs d'une société, et qu'il ne peut se résumer à une unité de production de soins. C'est pour cela que l'hôpital public, malgré ses imperfections, ses lourdeurs, mérite, exige qu'on le défende, qu'on le rende plus efficace, qu'on l'adapte, certes, mais dans le respect

de sa mission première, venir en aide à ceux qui en ont besoin.

— Je suis d'accord avec cette analyse, renchérit François, la clinique privée à l'échelle de l'humanité ne sera jamais qu'un accident de l'histoire, la concrétisation de la valeur argent dans le domaine du soin. L'engagement à l'hôpital public est un engagement sociétal, politique, au sens noble, philosophique, quasi religieux. N'oublions pas que *l'hôpital* est né à l'ombre des temples grecs et s'est développé dans le monde chrétien auprès des lieux de culte et des monastères.

En tant que directeurs d'hôpital, nous sommes les successeurs de ces religieux en charge des hospices, à la suite du concile de Nicée qui prescrivait « *d'en établir un dans chaque ville sous le nom de xenodochium ; l'évêque devait mettre à leur tête un religieux du désert, étranger à la ville, éloigné de sa famille et d'une intégrité à toute épreuve ; ses fonctions consistaient à recevoir les voyageurs et les pauvres ; en cas d'insuffisance du revenu de l'hospice, le religieux était autorisé à faire appel à la charité des fidèles qui contribuaient à la dépense suivant leurs facultés* »[1].

— Je ne partage pas cette vision thaumaturgique de la fonction hospitalière, indique Paul. Quand tu es directeur d'hôpital, tu es un fonctionnaire, ton action s'inscrit dans une politique publique et, tant que celle-ci est cohérente, tu dois mettre en œuvre les techniques de gestion qui caractérisent ton métier. Par ailleurs, nous devons vivre avec notre temps ; l'hôpital développe son activité dans le cadre d'une société donnée, à un temps donné.

— Non, répond François, les seules techniques de gestion ne peuvent pas définir le métier d'hospitalier.

L'hôpital est porteur de valeurs intangibles.

[1] *« Histoire de la charité »* : Félix Martin-Doisy – 1851–

Souviens-toi, Bruno, tu estimais que *l'hôpital* était essentiellement une institution sociale ; tu as raison, et ceci, malgré son haut degré de technicité.
La conversation s'anime.

Devant l'opposition irréductible entre la vision du monde hospitalier de François et celle de Paul, Viviane, Cécile et Claudie échangent à l'écart, sur la mise en œuvre des dernières mesures gouvernementales.
— Les autorisations de séjour pour les immigrés, datant de moins de deux ans, relate Cécile, ont été remises en cause. De plus, les aides ont été supprimées et les organismes caritatifs, comme le Secours catholique où j'interviens, sont submergés par les besoins d'une population qui s'est subitement précarisée. Cette situation crée un climat de délinquance jamais connu et certains quartiers, comme le secteur Gambetta à Montpellier, sont devenus des zones quasi insurrectionnelles.
— Au plan international, ce n'est pas mieux, précise Viviane. En Italie, la Ligue du Nord est seule au pouvoir depuis maintenant plusieurs années ; elle peut appliquer son programme anti-européen et antimondialiste. La marine italienne tire régulièrement des coups de semonce pour écarter les bateaux transportant des immigrés qui dérivent au large des côtes méditerranéennes. La marine française l'a rejointe récemment.
— Le pape François, reprend Cécile, qui était devenu la bête noire des dirigeants de la Ligue du Nord, a dû renoncer à sa fonction, à la suite d'une cabale fomentée par la Curie qui ne supportait plus les réformes qu'il poursuivait au sein de l'Église. Il a été remplacé par le cardinal Robert Haras qui dénonce régulièrement le risque d'envahissement de l'Europe par des peuples qui vont la dominer. Il entretient des relations étroites avec les

dirigeants de la Ligue du Nord, et on ne peut pas exclure qu'elle soit fortement intervenue pour mettre fin au pontificat de François.

Nous sommes à présent assis au salon autour d'une bouteille de vieil Armagnac que Paul a ramené de son pays natal.
— Revenons à votre question sur le système de santé car là nous nous sommes un peu égarés ; je pense qu'effectivement, le mieux, propose Paul, c'est de vous rendre dans les hôpitaux que vous avez connus.
— Je ne crois pas que nous étions hors sujet, précise François.
Il n'est pas inutile de se rappeler certains fondamentaux lorsque les repères s'estompent…
— Vous devez savoir, continue Paul, que tous les CHU ont été concédés à des sociétés privées.
A Caen, ce sera facile pour toi, Bruno, l'établissement a été concédé au groupe Effagi et le directeur est Thibault, qui avait suivi ses classes préparatoires au lycée Pierre-de-Fermat à Toulouse avec votre fils Pierre-Henri. Il a ensuite, comme vous le savez, intégré HEC et a fait carrière dans le BTP.
Les grands groupes tels qu'Effagi, Boutigues, Vici se sont arrachés ces concessions car les nouveaux modes de fonctionnement établis par les pouvoirs publics leur permettent d'envisager des marges colossales, à côté desquelles les autoroutes et les parkings font figure d'entreprises philanthropiques…
— Sans vous dévoiler ce que sont les nouveaux modes de gestion, précise François, je peux vous dire que les nouveaux directeurs de CHU doivent être aguerris aux techniques de management les plus dures.
Le professeur Tétaber, lors de l'attribution des contrats de concession, a défini dans un discours mémorable, ce qu'il

attendait de ces hommes nouveaux aux avant-postes de la lutte contre le déclin de l'Occident.

Je m'étonne à voix forte.

— Mais comment en est-on arrivé là ? Comment peut-on parler de déclin de l'Occident à propos de ce qu'était l'institution hospitalière ?

— Vous verrez, le nouveau fonctionnement des établissements de soins est un des éléments du nouveau projet de société mais, pour les nouveaux dirigeants, il s'agit d'un enjeu qui dépasse le périmètre de l'hôpital, affirme François. Je pense qu'en ce qui concerne la santé, il y a eu une longue préparation, vraisemblablement dans des sociétés secrètes. On ne peut expliquer le déploiement sans difficultés majeures de ces réformes que par une lente infiltration des esprits et le placement d'hommes, idéologiquement convaincus, dans les rouages de l'appareil d'État.

Paul sourit.

— Tu vois des loges noires partout ! C'est ton côté catho ! Tu crois trop au diable et à ses œuvres.

Moi, je crois qu'il s'agit d'une évolution de nos sociétés dans un cadre mondialisé. Nous pensons influencer le cours des choses mais, en fait, nous ne faisons qu'accompagner un mouvement qui dépasse largement nos frontières.

L'heure est maintenant très avancée. Les silhouettes des sapins se sont fondues dans l'épaisseur de la nuit.

Je suis abasourdi.

Je pensais que l'institution hospitalière était capable de résister à bien des réformes, et qu'après avoir traversé tant de siècles, des révolutions, des contre-révolutions, elle ne pouvait être aussi affectée par un simple changement politique…

Fallait-il que des moyens considérables aient été mis en œuvre pour détruire un tel symbole dans notre société !

— Demain matin, nous appellerons Thibault, au CHU de Caen, avant que vous ne partiez, nous propose Paul.

Nous regagnons notre chambre, au premier étage de la maison. Viviane a déposé sur le linge de toilette, un bouquet de lavande qui embaume la pièce d'un parfum presque trop fort.
J'ouvre la fenêtre.
Aucune présence de la lune ne vient éclairer la nuit, profondément noire, et la masse des sapins que je devine, sans la distinguer, ajoute encore à cette épaisseur comme si sa consistance était celle d'un magma épais, hérissé de pièges invisibles.
La flèche de Notre-Dame s'est abattue sur la cathédrale...
Dans le paysage de nos cités, aucune construction, fût-elle millénaire, n'est éternelle, me dis-je en refermant la fenêtre...

- Chapitre 5 -

Sur l’autoroute

Nous empruntons à nouveau l'autoroute qui traverse maintenant les monts d'Auvergne. Les ingénieurs ont poursuivi leur œuvre de destruction, bouleversant, entaillant un paysage façonné par des siècles de vent, d'eau et de pluies, créant une plaie régulièrement entretenue que le temps semble incapable de cicatriser.
Nous roulons en direction de Caen et notre Volvo, lors des ralentissements, est l'objet de la curiosité des autres conducteurs, étonnés qu'un tel engin puise encore rouler. Je dois me rendre à l'évidence : elle constitue pour eux un objet de collection.
— Thibault va donc nous recevoir, me dit Claudie pour meubler le silence de l'habitacle. Il était heureux de nous inviter à l'inauguration d'un des derniers équipements du CHU, une nouvelle organisation d'accueil des patients. C'est un beau concours de circonstances !
— Oui, c'est parfait. Il y aura le professeur Tétaber qui représente le ministre et tous les responsables institutionnels de la santé dans la région. Nous allons enfin comprendre le fonctionnement d'un hôpital d'aujourd'hui. Tu pourrais allumer la radio, nous devons poursuivre notre programme de réinsertion sociale, lui dis-je avec un clin d'œil.
Flash radio du peuple français :
— L'épidémie virale qui a atteint l'Italie connaît un développement très conséquent. A Milan, qui est le cluster principal, on déplore déjà 5000 décès. Les structures hospitalières sont débordées et les pouvoirs publics font appel aux gouvernements chinois et russe pour leur venir

en aide. Écoutons notre ministre de l'Intérieur, monsieur Maurice Chedébar :
— Je me félicite de la fermeture de nos frontières qui évitera à notre pays d'être confronté à la crise sanitaire. Le peuple français, à l'occasion de cette épidémie, va bénéficier de la politique de protection que le gouvernement met en place.
Notre peuple ne doit pas être contaminé par des communautés dont le mode de vie provoque la diffusion du virus ou par des populations qui, de par leurs caractéristiques génétiques, constituent des réservoirs épidémiques.
Nous poursuivons notre mission de redressement national et la crise sanitaire, désormais mondiale, sera l'occasion de démontrer la pertinence de nos analyses et de nos solutions.
Claudie me regarde, sceptique :
— C'est très grave, ce qui arrive en Italie ! Je crains bien que le virus ne soit pas arrêté par la simple fermeture des frontières.
— Nous verrons bien. La Russie et la Chine appelées à la rescousse. Cela ne présage rien de bon …
Nous croisons, au niveau du centre pénitentiaire de Riom, une nouvelle colonne de véhicules militaires.
Nous arrivons à hauteur du château de Meillant, château que la route que nous empruntions autrefois côtoyait longuement comme pour nous permettre d'en visiter tous les contours ; mais nous filons tout droit, sans le voir; seul le panneau signalétique évoque sa présence.
Claudie explore la bande FM de l'autoradio à la recherche d'informations.
Flash info RCF [1] Val-de-Loire :
— Les Parisiens, mais aussi tous les Français, sont profondément choqués et attristés par la destruction de la

[1] Radio Chrétienne Francophone

flèche de Notre-Dame de Paris qui, en s'abattant, a gravement endommagé la cathédrale.
Les pouvoirs publics, après analyse des rapports des experts, ont reconnu l'origine accidentelle de ce désastre. Les conditions météorologiques exceptionnelles ayant affecté plusieurs secteurs du pays sont bien à l'origine de cet effondrement.
Le ministre de l'Intérieur réitère cependant ses consignes de vigilance; le risque d'actes terroristes est majeur compte tenu, je cite, « *de l'invasion islamiste dont notre pays est l'objet* ».
Par ailleurs, un immense mouvement de solidarité s'est développé à travers le pays. Les dons affluent de toutes parts et sont déjà suffisants pour permettre la reconstruction de la cathédrale.
L'abbé Pierre Saummé, curé de la paroisse Saint-Bernard, lance un appel dans les colonnes du journal La Croix demandant que, conformément à notre tradition historique d'assistance aux malades, une partie des crédits recueillis soit affectée à la construction d'un hôpital pour les patients ayant fait l'objet d'un refus de soins dans les hôpitaux.
Il a notamment dit:
« *N'oublions pas que la construction d'une cathédrale s'accompagnait de la construction d'un hôtel-Dieu, qui lui était attenant.* »
Notre radio, compte tenu de la nouvelle politique de santé des pouvoirs publics, a décidé de relayer largement cet appel.
Je me tourne vers Claudie, interloqué.
— Refus de soins, qu'est-ce que cela veut dire ?
L'hôpital doit soigner tout le monde ! Je ne comprends pas.
— Je ne sais pas, répond Claudie, mais demain, nous serons fixés.

Nous nous enfonçons dans la Sologne, comme si nous pénétrions dans un sous-bois à travers une trouée forestière prolongeant un chemin vicinal. L'autoroute, comme noyée dans un océan de verdure, semble peiner à imposer sa blessure à une nature forte, luxuriante.
De temps à autre, le soleil qui se reflète dans le miroir d'un étang, tel un peintre impressionniste, irradie le paysage en le coloriant de toute la palette des verts possibles ; mais ces visions sont fugaces et le plus souvent, les deux bordures d'autoroute tracent une allée dense et impénétrable.
Nous faisons une halte au niveau de Romorantin-Lanthenay.
L'aire de repos est occupée par un détachement militaire en cours de transfert vers le Sud ; le parcours sensoriel qui, habituellement, accueille les rires et les éclats de voix des enfants profitant d'un moment de détente, semble être un vestige d'un monde disparu...
Nous limitons le temps de notre arrêt au strict nécessaire.
Le programme musical de RCF qui accompagne notre progression vers Le Mans s'interrompt pour laisser place à un communiqué de la direction de la radio :
— Notre radio vient de faire l'objet d'une mise en demeure des pouvoirs publics, en la personne du ministre de la Culture et du Savoir penser, monsieur Pierre Riou la Falaise ; il nous est demandé de modifier notre ligne éditoriale et de relayer fidèlement la voix de la nation, sous peine d'interdiction d'émettre.
Les instances religieuses ont saisi le Vatican qui n'a pas souhaité réagir. Nous prévenons donc nos auditeurs que nos émissions peuvent s'arrêter d'un jour à l'autre.
— Une dictature rouge-brune, commente Claudie en éteignant la radio.
— Oui, leurs méthodes sont identiques.

L'approche du bourg de Mulsanne me remet dans l'ambiance des 24h du Mans et des commentaires enfiévrés des journalistes, émaillés des mots magiques : ligne droite des Hunaudières, virage de Mulsanne…
J'ai toujours trouvé merveilleux que ce circuit qui m'a enchanté enfant, le poste de radio rivé à l'oreille, ne soit pour partie que la portion d'une route départementale fermée à la circulation le temps d'un week-end.
Le Mans, la ville où j'ai découvert la réalité du fonctionnement d'un hôpital : cet ensemble pavillonnaire construit selon les règles d'isolement des malades prévalant au début du XXe siècle, son immense chapelle surmontée d'un clocher, implantée au milieu des bâtisses grises, à l'image de l'église au milieu du village.
Nous délaissons Le Mans pour poursuivre à travers la Sarthe et ensuite l'Orne. Défilent Beaumont-sur-Sarthe, Alençon, Sées et sa cathédrale qui écrase de la hauteur de ses deux clochers une bourgade de 4.000 habitants. Un exemple de cathédrale à la campagne, en quelque sorte.

Nous arrivons en vue de Caen par la route de Falaise.
Un ballet de tracteurs et de poids lourds qui assurent le transport des betteraves depuis des champs défoncés vers les usines à sucre, accompagne notre progression vers la ville de Guillaume le Conquérant, en laissant des traces boueuses sur la chaussée.
La plaine de Caen vous projette en effet dans un monde hybride, sans âme, où l'agriculture semble avoir perdu son identité, ses racines, pour se mêler à l'industrie, dans cette activité du troisième type qu'est la production de betteraves sucrières.
Nous franchissons le canal de l'Orne à la mer en empruntant le pont de Calix, en direction de la Côte-de-Nacre.

Je cherche la tour qui abrite le centre hospitalier universitaire, élément incontournable du paysage caennais sur la colline dominant la ville; une tour de vingt-trois étages construite dans les années 1970, telle un vaisseau-amiral, symbole tout à la fois de puissance architecturale et de prouesses scientifiques !
Un phare pour la ville.
Un bâtiment sur lequel les bateaux, au large, faisaient le point lorsque c'était encore nécessaire.
Une cathédrale de béton et d'acier qui veillait sur les habitants. Un symbole de ce que les hommes peuvent faire de meilleur pour venir en aide aux personnes souffrantes.
Disparue du paysage !
La ville, sans elle, semble sans relief, à l'image de la plaine qui l'entoure ; comme tapie dans le sol, sans âme, sans élan vers l'horizon, elle est ramenée à sa seule dimension de bourg agricole.
Vraisemblablement victime du flocage de ses structures à l'amiante, me dis-je, triste, elle a été rasée.
Certes, construite sur les plans d'un hôpital américain d'après-guerre, elle était difficilement modulable : un service par étage, trois unités de soins de trente lits, une aile universitaire et un plateau technique central. Le programme était simple, et les disciplines devaient s'inscrire dans ce schéma architectural préétabli.
Mais c'était un repère qui s'imposait dans un environnement qui avait connu tant de blessures en juin 1940 !
Je revois, à la tête de ce bateau, Camille Caliste et sa passion pour cet hôpital. Je repense aux projets développés ensemble…
Les cathédrales, lorsqu'elles ne sont plus soutenues par la foi, par la force des valeurs qu'elles représentent, s'effondrent irrémédiablement… ou deviennent des musées. Il en est ainsi des hôpitaux.

Nous regagnons le Novotel de la Côte-de-Nacre qui, lui, est toujours en place, même s'il a été profondément modifié.
De la fenêtre de l'hôtel, j'aperçois un ensemble de bâtiments juxtaposés dont certains ressemblent à des hangars industriels ; ils composent désormais le CHU.
Un immense chantier de construction se déploie sur le côté nord du campus.
Un panneau lumineux surplombe l'ensemble ; on peut y lire l'appellation ostensible, « *CHU Rocfi* ».
La flèche de Notre-Dame, la tour du CHU Côte-de-Nacre... Décidément, en quelques jours, que de symboles détruits !

- Chapitre 6 -

Thibault, simple gestionnaire

Le lendemain matin, dès huit heures, nous regagnons l'hôpital Côte-de-Nacre, après avoir traversé la voie rapide en direction de Douvres-la-Délivrande. La direction générale du CHU est installée dans un bâtiment de verre, en périphérie du campus, à l'écart des lieux d'accueil des patients.

Thibault nous reçoit dans son vaste bureau où sont disposés plusieurs objets, témoins de sa carrière dans les grands groupes du BTP.

— Vous voyez, le CHU de Caen a bien changé ! dit-il en nous faisant asseoir dans le petit salon contigu à sa table de conférence. J'ai hâte de vous faire découvrir tout cela, à vous qui avez été nos prédécesseurs ! Qui aurait dit que je deviendrais un jour directeur d'hôpital, et… sans avoir vraiment la vocation ?

J'aperçois l'ensemble des bâtiments hospitaliers à travers les larges baies vitrées du bureau directorial.

— Alors, vous avez détruit la tour ?

— Ah, oui ! Sa réhabilitation était hors de prix ! Et ce type d'équipement ne correspondait plus aux méthodes de soins d'aujourd'hui.

Et puis, dit Thibault d'un ton badin, la construction de nouveaux bâtiments au meilleur coût, notre groupe sait faire !

Vous vous souvenez des Partenariats Public Privé, les fameux P.P.P.[1] , qui furent pour notre entreprise la

[1] Partenariat Public Privé : mode de financement par lequel une autorité publique fait appel à un prestataire privé pour financer et gérer un équipement assurant une mission de service public.

première occasion d'aborder le secteur de la santé ? Dans l'université de management rattachée à notre groupe, ils sont étudiés comme des cas d'école nous ayant permis d'être aujourd'hui présents sur ce marché de la gestion hospitalière.

Pensif, je me tourne vers Claudie.

Oui, les PPP, je connaissais, je m'étais opposé à l'utilisation de ce montage financier lorsque j'avais construit l'Oncocité.[1]

— Vous verrez, reprend Thibault, emporté par son enthousiasme, nous allons inaugurer notre nouveau service, le drive-in medical care. C'est un exemple de l'application, dans le domaine de la santé, des concepts qui ont fait leurs preuves dans les autres secteurs d'activité. C'est impressionnant, les gains de productivité que l'on peut faire grâce à ce nouvel équipement ; le business plan de cette activité me laisse espérer un taux de marge de 45%.

Il était temps que le secteur privé investisse vraiment le domaine de la santé pour en rationaliser le fonctionnement !

Je laisse Thibault tout à sa passion de jeune manager alors que me reviennent les discours des soignants avec qui j'ai travaillé ; je revois les silhouettes de tous ces hommes et de toutes ces femmes avec qui j'ai vécu ce compagnonnage hospitalier.

La voix de Thibault tel un fond sonore lancinant semblant provenir d'un monde irréel s'impose à nouveau :

— Nous travaillons, certes, dans un secteur sensible et le métier est difficile, mais nous bénéficions de salaires

---

[1] Site dédié à la recherche en cancérologie associant la recherche publique et privée et la recherche clinique. Voir infra chapitre 10.

particulièrement confortables, beaucoup plus importants que dans les autres activités du groupe.
Les gisements de productivité sont tels que l'activité santé génère 25% du résultat net consolidé d'EFFAGI. Il est beaucoup plus rentable de gérer un hôpital que de construire des ouvrages d'art ou des équipements collectifs ! Désormais, nous laissons ces marchés de construction à des entreprises chinoises ou indiennes.
— Mais, intervient Claudie, l'hôpital, c'est autre chose que le marché du BTP !
— C'est ce que vous avez trop longtemps cru ! Mais les modes de gestion sont identiques ; il n'y a pas d'exception hospitalière française. Les lois du marché sont universelles, elles s'imposent à nous et il ne sert à rien d'ériger des digues qui tôt ou tard s'effondrent sous la pression de la réalité. Le soin est un besoin comme un autre et nous pouvons y répondre efficacement dans le cadre du secteur marchand.
C'est pour cela que j'estime que ce gouvernement, pour lequel je n'ai pas de sympathie particulière et dont je ne partage pas l'idéologie, accomplit un travail remarquable pour l'hôpital.
Il y a, bien sûr, des militants qui adhèrent à l'idéologie du pouvoir et au concept d'homme nouveau; vous allez en rencontrer tout à l'heure à l'inauguration. Tenez, par exemple, le nouveau maire qui est un militant de longue date du Peuple Rassemblé.
Mais nous, nous faisons simplement du business !
Et pour ce qui me concerne, je réalise un travail selon les méthodes que j'ai apprises et expérimentées. Les écoles de commerce, ce n'est pas exactement ce qu'était l'EHESP, d'après la description qui en est faite dans notre groupe !

Incapable de réagir à cette nouvelle façon de gérer les hôpitaux, je reste sans voix.

— Pourquoi ce nom de CHU Rocfi ? demande Claudie.
— C'est le nom de ce laboratoire pharmaceutique qui vous choque ?
Nous avons, en effet, introduit le naming[1] à l'hôpital. Au début, il y a eu quelques réticences, mais à présent, plus personne n'y prête attention !
Il y a longtemps que les laboratoires pharmaceutiques sont chez eux dans les hôpitaux ! Nous n'avons fait que conforter ce mouvement. Et plutôt que de choisir un nom parmi quelques personnalités à la célébrité un peu surfaite ou une référence à l'hôpital du Moyen-Age, nous obtenons ainsi un complément de financement non négligeable.
Notre approche de la gestion hospitalière est de ne rien nous interdire !
Nous sommes persuadés que pendant trop longtemps, la gestion de cette activité a été contrariée par le respect de principes ne reposant que sur la tradition.
Et on a vu le résultat financier !
Bien, allons visiter le nouveau service. Nous avons un peu de temps avant l'inauguration.
A midi, je vous invite à déjeuner avec le board[2] de l'établissement.

Nous pourrons notamment discuter d'un nouveau projet que nous développons et qui tient particulièrement à cœur au professeur Tétaber, le nouveau secrétaire d'État auprès du ministre de la Protection de l'intégrité physique des personnes.

---

[1] Pratique qui consiste à attribuer à un bâtiment ou à un événement un nom de marque en contrepartie d'un financement.

[2] Principal organe de direction d'une société incluant ses investisseurs.

Dans mon équipe de direction, j'ai intégré, à sa demande, un garçon très proche de lui; nous bénéficions ainsi de contacts faciles avec le ministère.
Vous pourrez échanger avec lui ; il se nomme René Lousquet, un collaborateur prometteur !
Le portable de Thibault retentit.
— Le service de sécurité du ministre vient de me prévenir que la délégation ministérielle ne va pas tarder à arriver; ils nous rejoindront directement au drive-in medical care. Allons sur le lieu de l'inauguration ! Les personnalités ont dû commencer à arriver.

- Chapitre 7 -

Inauguration du drive-in medical care

L'assemblée est un mélange de costumes cravates et de blouses blanches, parsemé de quelques chevelures féminines.
C'est le public habituel de ce type de manifestations.
La délégation ministérielle est à présent arrivée. Thibault prend la parole et me sort de mes réflexions.

— Monsieur le Ministre, cher Professeur Tétaber, cher ami,
Monsieur le Maire, président du conseil d'administration,
Monsieur le Directeur général de l'agence régionale de la Protection de l'intégrité physique des personnes,
Monsieur le Président de la commission médicale d'établissement,
Messieurs les représentants des sponsors de cette manifestation,

C'est avec beaucoup de plaisir et une certaine fierté que je vous accueille aujourd'hui pour inaugurer notre drive-in medical care, premier équipement de ce type dans un CHU français.
Une première !
Une innovation majeure pour le soin !
Monsieur le Ministre, c'est avec beaucoup d'émotion et un grand sentiment de reconnaissance que nous vous recevons ici à Caen, dans ce CHU où vous avez étudié, exercé, et développé vos recherches auprès du professeur Louis Enilec.
Vous me permettrez d'avoir une pensée émue pour lui qui était encore présent dans l'établissement, il y a peu…

Le drive-in-medical care que nous inaugurons aujourd'hui est la forme la plus aboutie de la prise en charge ambulatoire à l'hôpital. Il est le résultat d'études organisationnelles les plus poussées pour optimiser le processus d'accès aux soins.
Mais nous ne devons pas oublier que ce sont des hommes qui sont les bénéficiaires de ce mode d'organisation des soins et je puis vous assurer que nous avons su allier l'efficacité opérationnelle et le respect de la dignité humaine. Nos différentes chartes, toutes certifiées A + par nos hautes autorités en santé, en attestent: notre hôpital est citoyen, nos processus sont éthiques et, bien plus, notre action a un sens particulièrement humain, dans le contexte qui est le nôtre aujourd'hui.
Tout progrès en matière de management hospitalier s'inscrit dans la durée; aussi, je voudrais rendre hommage à nos lointains aînés qui ont œuvré pour initier le virage ambulatoire, comme on l'appelait, ou pour développer le fast-track[1]en chirurgie, ou bien à ceux qui ont travaillé à la mise en place de la tarification à l'activité.
Ils ont été des pionniers, des précurseurs et il est bien de se rappeler que notre action se situe dans un processus historique. Je salue la présence de mon collègue, Bruno Boy qui, après un parcours hospitalier riche, a souhaité visiter notre établissement.
Je remercie tous les acteurs de cette belle réalisation, les équipes multi-professionnelles qui se sont mobilisées ; je salue notamment l'action de René Lousquet, collaborateur récemment arrivé dans l'établissement, qui ne vous est pas totalement inconnu, Monsieur le Ministre, et qui a conçu ce dispositif de drive-in medical care ; il a utilisé les systèmes de modélisation de la gestion des flux les plus

[1]Littéralement, voie rapide, concept de planification de projet utilisé dans l'industrie, visant à compresser le calendrier.

récents, en lien avec un laboratoire d'étude des organisations du Massachussetts Institute of Technology.
Oui, notre CHU avance, il est pionnier, j'en suis fier.
Merci à toutes et à tous !
Je cède maintenant la parole au professeur Paul Delclau, président de la commission médicale d'établissement.

— Monsieur le Ministre, cher Professeur Tétaber, cher ami,
Monsieur le Maire, président du conseil d'administration,
Monsieur le Directeur général de l'agence régionale de la Protection de l'intégrité physique des personnes,
Monsieur le Directeur général du CHU,
Messieurs les représentants des sponsors de cette manifestation,
Monsieur Joffrey de l'Enistrem, Directeur national des relations institutionnelles du laboratoire Rocfi,
Merci, cher Joffrey, d'être présent aujourd'hui,

Au nom de la communauté médicale, je suis heureux de vous inviter aujourd'hui à visiter un des fleurons organisationnels et techniques de notre CHU. Soyez assurés que nous avons mis toute notre compétence, toute notre diligence pour réaliser cet outil au service des clients de notre établissement. Soigner au meilleur coût tout en étant fidèle à nos missions premières, c'est désormais notre challenge.
N'enfermons pas la médecine dans un corset désuet; elle doit se développer, se transformer, s'enrichir, au rythme du progrès.
Le monde évolue, et l'exercice de la médecine a toujours bénéficié de ces évolutions.
Elle est, en effet, un champ d'application privilégié de l'innovation, que ce soit l'innovation scientifique, technique ou organisationnelle. Nous ne pouvons ignorer

les changements profonds que connaît la société. Nous ne pouvons rester immobiles dans une société qui vit des mutations accélérées. Notre devoir de médecin nous impose de mettre le meilleur de nos arts et de nos techniques au service de notre mission qui demeure intangible.
C'est ce que nous faisons avec ce nouvel équipement.
J'entends ici ou là que les hôpitaux ne seraient désormais plus fidèles à leur mission d'humanisme; mais je puis vous assurer qu'au CHU Rocfi, il n'en est rien; nos concitoyens peuvent faire confiance aux médecins, qui ont fait le serment d'Hippocrate, pour leur garantir qu'en cas de besoin, ils seront traités dans le respect éthique que nous leur devons.
Avec ce nouvel équipement, notre établissement témoigne qu'il est, encore une fois, à la pointe du progrès.
Je voudrais me joindre à monsieur le directeur général pour avoir en ce jour une pensée pour notre confrère, le professeur Louis Enilec, qui aurait été particulièrement heureux de participer à cette inauguration, lui qui a placé toute sa carrière sous le signe du développement scientifique.
Merci à tous ceux qui ont permis cette réalisation, merci à tous ceux qui l'ont mise en œuvre.
Merci à tous !

Le président de la CME a à peine terminé son intervention qu'un groupe de manifestants, blouses blanches en étendard, se dresse dans l'assistance.
Présents dans la salle depuis le début de la cérémonie, ils se sont saisis de banderoles qu'ils avaient dissimulées sous les tables d'examen et les brandissent maintenant, face à l'estrade, où se tiennent les personnalités :
— Des lits, pas des ordis !
— Du temps, pas du clinquant !

— De la compassion sans facturation !
— Fermez le centre de la Charité !
Thibault fait signe au responsable de la sécurité. Celui-ci fait rapidement appel aux forces de l'ordre, positionnées à proximité du bâtiment, qui extraient de la pièce les manifestants, sans ménagement.
Le maire s'approche du pupitre et commence son discours.

— Monsieur le Ministre, cher ami,
....

Thibault, qui s'est retiré de l'estrade pour vérifier la mise à l'écart des protestataires, me rejoint dans l'assemblée et m'explique :
— Nous avons encore des personnels réfractaires aux nouvelles techniques de soins, notamment des infirmières.
Nous n'avons pas encore trouvé le moyen de neutraliser totalement ces réflexes ancestraux auprès de cette catégorie de personnel. Les leviers à notre disposition sont beaucoup moins efficaces que pour les autres professionnels, plus sensibles à la rémunération ou au prestige de la recherche; mais nous y travaillons.
Je vous en parlerai tout à l'heure.

Le maire poursuit son intervention:

— Je suis fier que notre ville participe activement au changement de notre société pour la rendre plus efficace, plus productive. Le chemin est encore long; nous l'avons vu tout à l'heure, avec ces manifestants qu'il faut encore convaincre, former, afin qu'ils adhèrent à notre politique qui est l'affaire de tous et qui bénéficiera à tous.
Merci pour votre travail, pour votre investissement, pour cette cause juste et, allez Caen !
Je laisse la parole à monsieur le Ministre.

Cher Lucien, nous t'écoutons.

Souriant, décontracté, s'affranchissant du texte que lui ont préparé ses collaborateurs, le professeur Lucien Tétaber s'adresse à son tour au public.

— Chers amis,
Ici, je n'ai que des amis !
Et je suis un peu chez moi…
Permettez-moi d'abandonner tout respect du protocole pour m'associer à votre manifestation …
Je n'aurais peut-être pas dû, Monsieur le Directeur général, employer ce terme aujourd'hui, précise-t-il dans un large sourire…
L'assemblée bruisse d'un rire entendu.
— Bon, les choses sont maintenant rentrées dans l'ordre grâce à votre intervention et à celle de nos forces de l'ordre…
Comme vous le savez, ce CHU est un peu mon berceau.
Auprès du professeur Louis Enilec, j'ai tout appris. Je tiens à vous dire, à vous qui avez connu cet homme remarquable, mon maître, mon ami, que j'ai saisi mon collègue du gouvernement en charge de la sécurité, Maurice Chedébar, afin que les recherches les plus diligentes soient entreprises. Je suis persuadé que nous le retrouverons.
Aujourd'hui, nous inaugurons le drive-in medical care du CHU Rocfi, unique en France; le premier, je l'espère, d'une longue série. Il s'agit d'une innovation technologique, mais aussi organisationnelle majeure, les précédents orateurs l'ont parfaitement démontré.
Je voudrais, pour ma part, mettre ce nouvel équipement en perspective de notre politique et de notre nouveau plan de Protection de l'intégrité physique des personnes.

Au siècle précèdent, on parlait de santé; vous noterez qu'on était incapable d'en donner une définition précise; souvenez-vous de ces tentatives un peu ridicules, telle celle de l'OMS[1], cet organisme multi-nationaliste, heureusement disparu, qui évoquait un « *état de complet bien-êtrephysique, mental et social* ... ».

Le peuple, qui nous a élus, nous demande de revenir à des choses simples, mesurables, selon des critères scientifiques éprouvés, et de renvoyer tous ces concepts confus et incompréhensibles dans les oubliettes de l'histoire.

Notre plan repose sur le constat que l'hôpital, tel qu'il a été conçu et tel qu'il a fonctionné depuis des siècles, dans nos sociétés, est l'expression institutionnelle la plus aboutie de l'idée d'assistance. Or, pour que notre société gagne, pour qu'elle survive, nous ne voulons pas des citoyens assistés, nous voulons des citoyens conquérants, ces hommes nouveaux, qui redonneront à la France sa grandeur passée.

C'est ce que nous demandent les travailleurs de ce pays, ne les décevons pas !

Un peu d'histoire, la vraie, pas celle qu'on a voulu nous imposer trop longtemps.

Il faut rappeler que pendant de nombreux siècles, c'est la doctrine chrétienne, cette religion qui fait l'éloge des faibles, des pauvres, des malades, tout ce qui est contraire aux instincts de survie de l'espèce humaine, qui a servi de fondement au développement des hôpitaux.

Permettez-moi une précision pour qu'il n'y ait pas de méprise sur mes propos : Je n'ai rien contre le christianisme, en tant que religion personnelle, mais je refuse que ses préceptes servent de fondements à une société. La religion doit rester dans les églises.

---

[1]Organisation mondiale de la santé

« *Rendons à César ce qui est à César et, pour ceux qui croient en Dieu, ce qui est à Dieu à Dieu.* »
Après la sécularisation des établissements, cette doctrine, ce soi-disant humanisme, contraire de fait aux intérêts de l'homme, a continué d'animer les acteurs hospitaliers.
Notre gouvernement est le premier dans ce pays à introduire une rupture radicale, révolutionnaire, avec cette tradition délétère; notre projet est fondé sur un concept global de société, ayant pour objectif le développement d'un homme nouveau, s'appuyant sur toutes les ressources des sciences et des technologies de notre siècle.
C'est pour cela que votre action est essentielle et que nous l'appuyons puissamment.
Vous exercez la mission qui vous a été confiée par le gouvernement national et, à travers lui, par le peuple, dans un environnement particulièrement hostile et difficile. Vous êtes nos commandos d'exception, intervenant aux confins des territoires à conquérir.
Votre domaine d'exercice est certes scientifique, mais n'oublions pas que *l'hôpital* est un symbole puissant, une institution signifiante de notre société. Votre action déborde largement le périmètre hospitalier car en réformant *l'hôpital*, en lui redonnant la seule fonction qui aurait dû être la sienne, à savoir, redonner à nos concitoyens leur intégrité physique, vous faites œuvre utile pour construire les fondements de notre société nouvelle. Une fois débarrassée de toutes les pesanteurs qui sont autant de handicaps dans la compétition internationale, la France, grâce aux réformes en cours retrouvera sa place dans le concert des nations.
Je tiens à saluer l'action des cliniques privées qui, depuis longtemps, en recentrant leur activité sur ces fondamentaux, ont été des éléments avant-coureurs éclairés, parfois en butte à l'incompréhension et à l'hostilité de ceux qui nient le progrès.

Je salue la présence de mon ami, Jean-François Soupa, délégué régional de la FCC, la Fédération des cliniques commerciales, avec qui j'ai partagé de nombreux combats, en des temps plus difficiles.
Merci Jean-François, pour ton soutien !
Nous vous avons donné des moyens importants et je m'engage à ce qu'ils soient encore accrus.
Le TAA, le Traitement Algorithmique Automatisé dans sa forme évoluée, constitue un outil d'exception.
Quel chemin parcouru depuis le premier système de tarification à l'activité !
Nous devons saluer les précurseurs de ce changement qui, comme l'a rappelé avec raison monsieur le directeur général du CHU, nécessite un temps long; on n'éradique pas de l'esprit humain une disposition aussi fâcheuse en une génération, et là, c'est le généticien qui vous parle.
Un jour, il nous faudra écrire l'histoire de cette révolution nationale, sociétale, humaine, je le ferai, peut-être… ne serait-ce que pour l'instruction des générations futures. Et alors, nos concitoyens verront le rôle essentiel que les scientifiques, les médecins, ont joué dans ce processus aujourd'hui irrémédiable de transformation, de révolution de notre société… Mais, il y a un temps pour tout… et je ne suis pas encore à la retraite…
Lucien Tétaber reprend le fil de son discours écrit:
— Comme le disait Turgot, en parlant des hôpitaux d'alors :
«*Puissent les considérations suivantes concourir avec l'esprit philosophique du siècle à dégoûter des fondations nouvelles, et à détruire un reste de respect superstitieux pour les anciennes.*»
Oui, il nous faut détruire *l'hôpita*l, pour mieux le reconstruire, pour reconstruire une nouvelle société !
Un dernier mot: vous avez tous connaissance de l'épidémie qui sévit dans les pays européens et notamment

en Italie. Grâce aux mesures que notre gouvernement a prises, nous sommes épargnés. Voilà un exemple concret des résultats de notre politique !
Merci à toutes et tous, nous comptons sur vous, vous pouvez compter sur notre soutien indéfectible.
Des applaudissements nourris émanent de l'assemblée tandis que Tétaber se mêle à la foule.
Je souffle à Claudie :
— Tu vois, tous ces discours, si tu enlèves quelques références idéologiques appuyées, je ne suis pas dépaysé, la rhétorique est inchangée. J'ai écrit et dit de telles choses.
— Oui, enfin, Bruno, pas les mêmes choses, me rétorque-t-elle, l'air courroucé.
Pensif, je lui réponds.
— Bien sûr, bien sûr, pas les mêmes choses, pas les mêmes choses…

Les officiels s'approchent du buffet où déjà un certain nombre d'invités s'agglutinent…
Tétaber échange quelques mots en embrassant généreusement ses multiples connaissances, mais aussi quelques inconnus.
— Vous voyez, dans notre pays, on peut continuer à s'embrasser…
Mais comment vas-tu ? Et ta femme ?
Passe me voir au ministère ! Tu demandes à Louna, ma secrétaire…

Déjà occupé à donner l'accolade à un autre participant, il délaisse en douceur ceux qui, l'espace d'un moment, croyant partager un instant d'intimité avec le ministre, se risquent à répondre à la question posée.
Son conseiller pour les questions hospitalières, jeune cadre à la mise parfaite et au regard pénétré de l'importance de

sa fonction, le suit dans ses déambulations; bientôt, il lui fait signe qu'il est l'heure de quitter l'établissement.
— Tu vois, je dois partir, dit-il à son dernier interlocuteur qui tentait de lui expliquer la situation de son épouse malade.
On ne me laisse pas tranquille ! Ce ministère est une prison !
Appelle Louna, lance-t-il, en s'extrayant du flot des invités.

Le cortège ministériel regagne la sortie et les véhicules, encadrés par les forces de police, se dirigent vers l'aéroport de Carpiquet où le jet ministériel attend.
Le calme est maintenant revenu dans les locaux hospitaliers.

- Chapitre 8 -

Le Traitement Algorithmique Automatisé

Après cet épisode, intense en production d'adrénaline, Thibault savoure un moment de satisfaction avec son équipe:

— Cela s'est bien passé, Tétaber était content, confie-t-il au président de la CME.

— Oui, je crois que notre établissement figure maintenant dans le « top10 » des CHU qui comptent, s'enorgueillit le professeur Paul Delclau.

— Alors cette inauguration, qu'en pensez-vous ? reprend à notre intention Thibault. Ne faites pas trop attention aux propos de Tétaber. Moi, les politiques, je ne les écoute pas, ils sont tous les mêmes. Ce qui est important, ce sont les moyens dont nous disposons désormais, et l'aide qu'ils nous apportent.

— Tu sais, tout cela est tellement nouveau pour moi. Il me faut un temps d'imprégnation, lui dis-je, en marchant mécaniquement.

— Enfin, Thibault, lui rétorque Claudie, décidément moins rodée au langage de bois, tous les politiques n'ont pas le même discours !

— Je reviens sur la manifestation de tout à l'heure, poursuit Thibault, soucieux de ne pas engager une discussion polémique. Certaines catégories professionnelles nous posent encore des difficultés.

Je l'interroge:

— Mais pourquoi réclament-ils la fermeture de la Charité ?

Le centre de la Charité, Thibault, je m'en souviens très bien.

Je vais te raconter un souvenir d'ancien hospitalier du CHU de Caen :
La Charité, c'était un hôpital pour personnes âgées qui, avec l'Abbaye aux Dames, constituait le secteur gériatrique du CHU.
L'Abbaye aux Dames, construite par la reine Mathilde, bâtiment emblématique de la ville de Caen au même titre que l'Abbaye aux Hommes, construite par son époux Guillaume le Conquérant, accueillait l'hospice. Une communauté religieuse était attachée à cet établissement et encadrait les soins aux personnes âgées.
Dans les années quatre-vingt, les conseils régionaux se sont installés et leurs nouveaux présidents se sont lancés dans des constructions ou des aménagements quelquefois flamboyants pour signifier leur nouvelle autorité. En Basse-Normandie, les nouveaux dirigeants jetèrent leur dévolu sur l'Abbaye aux Dames, ce bâtiment hautement symbolique. Cet élément du patrimoine hospitalier fut donc cédé au conseil régional.
Le prix de cette cession servit à réaliser sur le site de la Charité les aménagements nécessaires pour accueillir les personnes âgées de l'hospice, mais aussi la communauté religieuse qui lui était rattachée.
Les religieuses étaient, en effet, également hébergées dans les locaux de l'Abbaye, qui était leur maison-mère[1].
J'ai donc relogé la communauté religieuse sur le site de la Charité et j'ai dû reconstruire un bâtiment communautaire avec son noviciat, statutairement prévu dans nos obligations. C'était le temps où la seule rémunération des religieuses consistait à les héberger, à les nourrir et à leur

[1]Maison où réside la supérieure d'une congrégation religieuse qui est le plus souvent le lieu de fondation. Elle comporte les lieux de formation (noviciat).

fournir une indemnité de vêture en compensation d'un temps de travail illimité !
Une époque où l'on ne comptait pas …

— Les choses ont bien changé, reprend Thibault, nous n'avons plus de personnes âgées à héberger et les religieuses ont disparu depuis fort longtemps. Aussi, nous avons transformé les bâtiments de la Charité en centre de formation et de réadaptation du personnel.
Les formations qui y sont dispensées, dans le cadre d'un programme national d'adaptation au changement élaboré par l'Agence nationale de formation de l'homme nouveau (ANFHN), ont pour objectif d'intégrer plus efficacement les personnels réfractaires.
C'est la fermeture de ce centre, qu'ils continuent d'appeler la Charité, que certains personnels réclament.

— Je comprends mieux leur manifestation contre la Charité, dis-je, songeur.

— Je vous invite maintenant à visiter en détail le Service d'orientation médicale automatisé qui fonctionne en continuité avec le drive-in medical care, lance Thibault ; entre nous, nous l'appelons le SOMA.

Nous pénétrons dans un bâtiment à ossature métallique, comparable à ceux que l'on trouve dans les zones artisanales.
Un panneau signalétique portant la mention « *Service d'orientation médicale automatisé* » surplombe l'entrée.
Depuis le SOMA, on aperçoit le drive-in medical care composé d'un immense sas rond destiné à accueillir les ambulances et d'un nombre impressionnant de box d'accueil devant lesquels elles viennent se garer en épi. Le spectacle de la noria incessante des voitures est impressionnant, mais le nombre de points d'accueil permet de gérer le flux avec efficacité.

Le patient est pris en charge par une infirmière d'orientation dans chaque box et un bilan global de son état de santé est effectué ; ce bilan est ensuite transmis au médecin régulateur de l'activité.

— Vous pouvez constater, précise Thibault, que nous disposons des matériels les plus sophistiqués pour établir un diagnostic.

Nos résultats financiers nous permettent d'acquérir les nouveaux appareils dès leur commercialisation ; il en est de même pour les molécules innovantes.

Quand on se souvient du décalage qu'il y avait, les décennies précédentes, entre la production d'une nouvelle molécule ou la mise au point d'un nouvel équipement et la possibilité de l'utiliser, on mesure les progrès que nous avons réalisés en matière d'accès aux soins les plus innovants.

Mais il faut que je vous décrive précisément le fonctionnement du SOMA.

Une fois le diagnostic établi, intervient l'équipe du département d'informations médico-socio-techniques croisées (DMSTC).

Nous sommes là au cœur de la réforme initiée par les nouveaux pouvoirs publics.

Les outils que nous utilisons sont imposés par le ministère de la Protection de l'intégrité physique des personnes ; chaque établissement est équipé du même logiciel dont la maintenance et les mises à niveau sont assurées par les services ministériels.

Les ordinateurs sont sous scellés et protégés, jour et nuit, par des équipes de sécurité. De plus, ils sont déconnectés du réseau de l'hôpital et un système de brouillage permanent évite toute tentative d'intrusion.

Toutes ces précautions sont indispensables car ces outils sont essentiels pour le fonctionnement hospitalier.

En effet, il nous est interdit de commencer une prise en charge ou de débuter un traitement sans avoir obtenu une autorisation, via le système de Traitement Algorithmique Automatisé, plus connu sous son abréviation de TAA.
Vous noterez que les pouvoirs publics ont conservé l'acronyme de l'antédiluvien système de tarification à l'activité que vous avez bien connu.
Dans son principe, le système est simple.
Il intègre quatre grands types de paramètres : des informations statistiques générales, les plus importantes étant les dernières mises à jour des tables de mortalité, ainsi que les taux de survie par type de prise en charge, des informations médicales propres au patient, notamment son génome, ses antécédents médicaux, des données financières intégrant les coûts de chaque séjour et le budget alloué par le ministère de la Santé par type de pathologie et enfin, les données économiques propres au patient, ses revenus, son dossier fiscal et, depuis deux ans, son score d'utilité sociale qui est produit par le ministère de l'Économie.
L'ensemble de ces données permet d'obtenir un Scoring d'intérêt médico-économique (SIME), situant le patient selon une loi gaussienne[1] parmi la population ayant été traitée pour la même pathologie.
Si le patient se trouve sous la médiane, il ne peut pas recevoir de traitement.
En cas de perspective fatale en l'absence de traitement, il lui est proposé une prise en charge dans une unité dédiée, appelée unité compassionnelle, lui prodiguant dans des délais rapides une mort douce et sans souffrance. Ce séjour est entièrement pris en charge par le système de Protection de l'intégrité physique ; les patients dont l'assurance complémentaire le permet peuvent bénéficier

[1]Loi de probabilité paramétrique caractérisée par sa moyenne et sa variance.

d'une prise en charge en soins palliatifs dans la limite de deux semaines.
Dans notre établissement, nous disposons, bien sûr, de toutes les unités dédiées à ces différents types de soins.

J'écoute le discours de Thibault dont l'écho dans ce bâtiment industriel a pris une sonorité métallique et semble provenir d'un autre monde, alors que nous déambulons dans un dédale de pièces équipées d'une multitude de matériels.
J'entends des mots qui s'entrechoquent, se bousculent dans ma tête: optimisation, rationalisation, activité, gestion des circuits et des flux, tarification, résistance au changement, progrès, modernisation... Ces pièces me paraissent tout d'un coup habitées par des collègues, par des médecins, des hospitaliers que j'ai côtoyés ; je les revois, je les entends disserter, lors de congrès professionnels ou de colloques organisés par tel ou tel groupe pharmaceutique, tel lobby[1] de la privatisation de l'hôpital, sous le couvert d'un think-tank[2] ou d'une soi-disant université de management, sur leur maîtrise des règles de gestion moderne des hôpitaux et renvoyer leurs aînés aux oubliettes de la préhistoire de l'hôpital.
J'étais des leurs. J'ai peut-être tenu de tels propos.
Thibault, avec son discours, est le produit de cette histoire.
Claudie me souffle :
— Unité compassionnelle, cela me rappelle la « mort miséricordieuse » que les nazis avaient mise en place pour les enfants handicapés.
— Le parcours de soins, poursuit Thibault, comporte des espaces spécifiquement dédiés à l'attente des patients dans

---

[1]Groupe de pression.

[2]Cercle de réflexion privé qui produit des études sur les thèmes de société au service d'un groupe de pression.

lesquels ils bénéficient, entre deux examens, dans un environnement que nous avons voulu le plus agréable possible, d'un certain nombre de services payants: soutien psychologique, massages relaxants... Ces services sont notamment proposés dans la séquence finale d'attente de l'autorisation de soins.
Pour les unités compassionnelles ou de soins palliatifs, des casques de réalité virtuelle sont fournis gratuitement dans le cadre d'un partenariat avec un sponsor spécialisé dans la réalisation de films « mémoire de vie ».
Vous voyez, notre système est plus humain qu'on ne veut bien le dire !
A ses débuts, le système de Traitement Algorithmique Automatisé a connu quelques défaillances, dues à l'intégration d'un nombre trop faible de données qui induisait des scores imprécis.
Mais les professionnels s'accordent à dire qu'aujourd'hui, le TAA a atteint un niveau de fiabilité très élevé, après avoir bénéficié des progrès du Machine learning[1] permettant une évolution permanente de ses algorithmes-clés.
Je me tourne vers le professeur Paul Delclau, président de la CME :
— Mais comment ont réagi les médecins ?
— Evidemment, précise Thibault, le système ne décide pas seul.
— Les médecins sont décisionnaires en dernier ressort, précise Paul Delclau. Mais dans les faits, ils ne s'opposent que rarement au résultat du TAA.
Un comité d'éthique a aussi été mis en place et peut être saisi pour arbitrer des cas litigieux. Celui de Christian Ranotti qui avait obtenu un SIME de 1% en dessous du SIME médian en raison d'un retard de paiement de sa taxe

[1]Technologie d'intelligence artificielle permettant aux machines un apprentissage automatique.

d'habitation, a notamment beaucoup mobilisé les medias l'année dernière. Le comité d'éthique avait dans ce cas accepté un forçage du système et permis à M. Ranotti d'être traité pour son cancer de la prostate, avec quelques semaines de retard seulement.

— Bien sûr, reprend Thibault, nous nous sommes heurtés à un certain nombre d'oppositions. Certains soignants ont pratiqué des actes de résistance, mais les pouvoirs publics ont eu l'intelligence de prévoir une clause de conscience. A ce jour, les médecins réfractaires se sont marginalisés et la communauté médicale a rapidement compris que la politique de santé du gouvernement allait nous permettre de nous doter des outils scientifiques et de recherche les plus sophistiqués, nous mettant ainsi au niveau des États-Unis.

— Quelles sont les réactions des patients, s'enquiert Claudie ?

— Il y a eu au début, des manifestations assez violentes, en particulier dans la zone d'annonce de la décision de soins mais, depuis, nous avons considérablement amélioré les choses.

Une cellule d'aide psychologique intervient systématiquement.

Au fil du temps, nous l'avons confortée et un de nos spécialistes en sciences comportementales a développé un programme particulièrement innovant sur la compliance à l'acceptation d'absence de traitement.

Ce projet de Recherche en science immersive comportementale de gestion de la non-expression, dénommé RESIGNE, nous a permis de résoudre la plupart des difficultés rencontrées ; de plus, il nous a rendus éligibles à des crédits de recherche très importants.

Les nouveaux pouvoirs publics, contrairement à ce que l'on pourrait penser, encouragent le développement des

sciences humaines et sociales et leur application dans le processus de soins ; leur diffusion n'a jamais été aussi développée.
Par ailleurs, la nouvelle municipalité délègue un contingent de trois policiers qui, en cas de besoin, assure la protection de nos salariés. On s'est habitué à leur présence dans les services… Et puis, il faut bien le dire, la gestion optimale des flux qui interdit toute rencontre entre deux patients, ainsi que le cadencement des phases, évitent les phénomènes de groupe et le stress généré par les salles d'attente bondées que vous avez pu connaître.
Les techniques de gestion des flux sont d'application universelle, vous savez …
De plus, nous avons été les premiers à organiser quelque chose qui va vous surprendre mais qui, aujourd'hui, se généralise dans tous les hôpitaux universitaires de France.
Je n'oublie pas que j'ai vécu longtemps à Lourdes, ajoute-t-il, l'air entendu.
— Mais que vient faire la ville de Lourdes dans ce contexte, interroge Claudie ?
— Nous proposons à tous les patients ayant fait l'objet d'un refus de soins un pèlerinage à Lourdes.
— ...
— Oui… C'est étonnant, mais le conseiller du ministre à qui j'ai fait cette proposition, a tout de suite vu dans ce projet la possibilité de donner à moindres frais aux patients une perspective, de leur offrir un recours. Il a aussi compris que ce pouvait être une opportunité, inespérée pour son parti, de se rapprocher de la hiérarchie catholique et ainsi, d'obtenir une certaine neutralité sur la mise en œuvre des projets de transformation sociétale en cours.
D'autres établissements ont noué des collaborations avec divers centres de pèlerinage. Pour notre part, nous développons aussi un partenariat avec le sanctuaire de

Notre-Dame de Béchouate[1], qui reçoit autant les fidèles musulmans que les fidèles chrétiens. Mais il est plus difficile à organiser, compte tenu de la fragilité politique de ce pays.
Voilà pourquoi les pèlerinages dans les lieux de sanctuaire sont encouragés et financés par le nouveau système de Protection de l'intégrité physique !
Nous disposons de plus de temps que prévu.
Je vous propose, en attendant, de visiter un de nos services de soins. Vous pourrez constater les progrès que nous avons accomplis dans l'accueil du patient.
Nous quittons le SOMA pour rejoindre les locaux d'hospitalisation.
— Vous avez sûrement constaté, commente Thibault, que les locaux de la direction situés à l'autre bout du campus, en bordure du périphérique, sont assez éloignés des lieux de soins ; mais vous savez, nous n'avons nullement besoin d'être à proximité de l'hôpital pour le gérer ; nous pourrions être à dix, vingt ou cent kilomètres, avec les outils de gestion modernes, nous serions aussi efficaces. Je me demande même si nous ne le serions pas davantage en étant vraiment à grande distance ; la proximité peut nuire à la prise de décision rationnelle ; mais bon, la direction de notre groupe a fait cette concession à la tradition hospitalière, nous sommes sur le site hospitalier.
Nous pénétrons à présent dans le hall d'accueil des locaux d'hospitalisation.

Des carreaux de marbre recouvrent l'ensemble des murs et des sols des zones de circulation ; des hôtesses, habillées aux couleurs du groupe EFFAGI, nous accueillent, pendant que des porteurs en livrée s'activent auprès d'un

---

[1]Sanctuaire marial dans le village de *Béchouate,* situé dans la plaine de la *Bekaa* au Liban, lieu de pèlerinage commun aux chrétiens et aux musulmans.

couple pour s'occuper de ses bagages. Des boiseries et une moquette épaisse atténuent le bruit des activités et des conversations dans les salles d'attente, et des enceintes de plafond diffusent une musique douce.
Thibault nous précède et nous conduit au premier étage dédié à la chirurgie viscérale. Nous avançons dans un large couloir en direction de l'espace de réception où se tient la gouvernante d'étage.
— Nous avons voulu casser tous les anciens codes de l'hospitalisation, précise Thibault. Notre hôte doit se sentir chez lui. Et puis, je parle à des gestionnaires hospitaliers : entre nous, ce ne sont pas les améliorations de l'hôtellerie qui coûtent cher à l'hôpital. Les véritables coûts sont ailleurs. Si je puis me permettre, par le passé, vous n'avez pas fait une analyse des coûts assez fine, ou bien vous n'en avez pas tiré toutes les conséquences. Les cliniques commerciales ont compris cela depuis longtemps; mais l'expérience de notre groupe dans des métiers différents, alliée aux effets d'échelle, nous permet de les challenger redoutablement sur ce terrain-là.
La visite d'une chambre vide nous permet de constater qu'il ne s'agit pas d'une simple chambre, mais d'une suite comportant plusieurs espaces de vie.
— Le patient, poursuit Thibault, est pris en charge dans des locaux différents en fonction de son évolution médicale ; les accompagnants, bien entendu, peuvent être accueillis. Ces locaux exceptionnels nous permettent de recevoir une clientèle payante en provenance du golfe Persique, mais aussi de Chine et d'Inde.
Pour les ressortissants français, un certain nombre de services comme les espaces de coworking[1] sont payants, mais les assurances privées complémentaires prennent en charge la plupart des prestations.

---

[1]Fait, pour des professionnels indépendants, de partager un même espace de travail.

Vous voyez que nous sommes loin de l'hôpital-hospice !

Consterné face à ce discours, je regarde régulièrement Claudie pour m'assurer de n'être pas dans un sombre cauchemar ; malgré mes efforts, je n'arrive pas à intégrer dans mon schéma de références hospitalières les explications de Thibault.
Nous déambulons maintenant en silence dans l'hôpital sur le chemin de la salle de réception.
Sur le campus, un certain nombre de panneaux publicitaires jalonnent notre parcours. L'un d'eux attire mon attention.
Un couple aux cheveux grisonnants mais à l'allure sportive, circule à vélo sur un chemin bordé d'arbres dans une campagne éclatante de soleil, en se regardant tendrement.
Un slogan barre violemment l'image :
« *Avec la Fondation pour le droit à mourir debout, nous voulons mourir en forme.* »
— Vous voyez, précise Thibault, cette association a été érigée en fondation et bénéficie d'un appui important des pouvoirs publics. Elle développe un plan de communication sur le campus de tous les hôpitaux, mais aussi dans de nombreux lieux publics.
Nous croisons plusieurs malades évoluant dans cet immense ensemble hospitalier; au vu de ces panneaux publicitaires, comme pris en flagrant délit d'existence, ils détournent tristement la tête.

- Chapitre 9 -

Avec le board du CHU ROCFI

Nous déjeunons en compagnie de Thibault et de son équipe. René Lousquet, le jeune collaborateur de Thibault, se tourne vers moi :
— Je suis très heureux de pouvoir échanger avec un ancien dans la profession. Vous savez, quand on relit l'histoire récente des hôpitaux, on s'aperçoit que votre génération n'a pas démérité ; je crois sincèrement que vous avez bien mieux préparé le terrain aux transformations que nous connaissons aujourd'hui qu'on ne le pense généralement.
Vous me permettrez une lecture un peu personnelle de cette évolution, qui ne se veut en rien désobligeante pour vous et les directeurs de votre génération.
Je m'explique : dans votre recherche de reconnaissance et de légitimité dans une institution où le pouvoir médical était prégnant, vous avez introduit les méthodes du management d'entreprise. Pour être honnête, il s'agissait davantage de plaquer des concepts que de rechercher une efficacité réelle ; vous vous heurtiez à trop de logiques contradictoires.
Mais la terminologie utilisée a, petit à petit, fait évoluer les esprits. Vous avez technicisé le fonctionnement de l'hôpital pour vous rendre indispensables et cet écran de mots, érigé entre le soin et la société, a permis de démythifier, de désacraliser le fonctionnement de l'hôpital.
— Ah, ces jeunes générations ! Elles n'ont plus de respect pour leurs aînés, rétorque Thibault, amusé.
— Et puis, il y a eu la tarification à l'activité, la T2A, poursuit René, invention géniale, tarifer l'activité,

monétiser le soin, introduire l'argent au cœur du dispositif, c'était redoutable d'efficacité pour redonner au soin son rôle de réparation des individus !
Je voudrais bien savoir qui a eu cette idée ! Aujourd'hui, nous ne faisons qu'améliorer le processus. Notre système actuel n'aurait jamais pu exister si vous n'aviez pas développé la T2A.
Souvenez-vous aussi de ces économistes de la santé qui ont prospéré à une certaine période ; leurs tentatives de transposition des théories économiques à l'hôpital étaient un peu amusantes, mais eux aussi ont grandement contribué au travail de banalisation de l'acte de soins.
Au milieu de ce public acquis à son discours, j'ose l'interroger :
— Mais vous ne trouvez pas que le Traitement Algorithmique Automatisé est particulièrement inhumain ?
— Est-ce que ce système est vraiment plus inhumain que celui que vous réserviez aux patients payants, aux patients étrangers, dans la période que vous considérez comme glorieuse pour les hôpitaux ? Je ne crois pas.
— Bon, arrêtons de théoriser, poursuit Thibault.
René, pourrais-tu expliquer à Claudie et Bruno comment tu veux faire évoluer le Traitement Algorithmique Automatisé ?
— Bien sûr, Thibault, c'est un sujet qui me passionne :
Grâce aux nouveaux outils que nous sommes en train de mettre au point, nous allons révolutionner le TAA; nous n'aurons plus besoin de faire venir les patients à l'hôpital pour effectuer le SIME, le scoring d'intérêt médico-économique. En effet, nous sommes en train de développer, dans le cadre du projet E-santé[1] 6.0 du

---

[1]E-santé : ou santé numérique, domaine de la santé qui fait intervenir les technologies de l'information et de la communication.

gouvernement, des programmes sur tablettes qui vont permettre au patient de savoir, depuis chez lui, s'il peut bénéficier de soins à l'hôpital.
Ce programme est complexe car il intègre la réalisation au domicile du patient des examens médicaux les plus significatifs et la transmission des données à notre outil central de traitement ; il intègre aussi de multiples paramètres que le patient doit lui-même entrer dans le système, dans le cadre d'un sous-programme dérivé des outils anglo-saxons de type PROMS[1].
Ainsi, le patient devient acteur de son propre SIME.
Nous bénéficions d'un fort soutien des sociétés de services à domicile qui voient dans ce projet une possibilité de développement majeure.
Grâce à cette nouvelle organisation, nous éviterons l'engorgement de l'hôpital; par ailleurs, nous économiserons énormément de temps médical.
Le médecin pourra, à partir d'une connexion à l'ordinateur central, signer le résultat du SIME, un peu comme le font les biologistes aujourd'hui.
Si on réfléchit bien au processus de soins et si on l'analyse de façon détaillée, on s'aperçoit que la relation directe du médecin avec le patient est l'élément le plus consommateur de temps et donc de moyens financiers.
— Mais ce projet va détruire la relation patient-médecin ! se récrie Claudie.
— Je crois que nous ne devrions pas avoir énormément de difficultés pour diffuser ce nouveau programme au sein de l'hôpital, poursuit René Lousquet. Cette révolution du travail clinique est attendue depuis longtemps.
Elle répond aux souhaits de beaucoup de médecins, sélectionnés sur des critères strictement scientifiques, pour

[1]*Patient reported outcome measures* : outils d'évaluation du résultat des soins et du ressenti du patient.

qui la relation au malade, à laquelle ils sont peu préparés, est souvent une difficulté majeure de leur exercice.
Un médecin de mon équipe développe un argumentaire assez original et que je crois pertinent. Je pense qu'il sera efficace.
Je vous le livre: il démontre que le colloque singulier médecin-patient, qui a longtemps constitué l'essence même de la médecine, n'est en fait que l'expression du pouvoir d'un homme, le médecin, en situation de domination sur un autre homme en situation de faiblesse. Il estime que notre outil restitue à l'homme sa dignité, son humanité et sa liberté face à la maladie.
Nous comptons utiliser largement cet argumentaire pour convaincre les résistances de certains milieux réactionnaires et hostiles au progrès. Nous avons confié à une agence de lobbying le soin de préparer un plan média de démonétisation du colloque singulier médecin-patient, présentant ce projet comme la conquête d'une ultime liberté de l'homme moderne face aux gourous, prêtres, médecins ou autres guides spirituels des siècles précédents.
Un certain nombre de loges maçonniques, proches de notre mouvement, ne sont pas insensibles à cette argumentation et nous ne pouvons ignorer leur rôle dans l'évolution de notre société.
Je m'interroge à voix haute :
— Prendre en charge un patient à distance, derrière un écran, est-ce encore du soin ?
— Vous savez, c'est l'aboutissement d'un processus de technicisation et de rationalisation inéluctable, poursuit René.
Des infirmières de coordination ville-hôpital seront à leur écoute 24h sur 24 sur une plate-forme dotée de moyens de visiocommunication et pourront mobiliser les

compétences adaptées. La révolution numérique est un immense champ d'innovation pour la médecine !
Les fonds d'investissement qui nous soutiennent sont bien conscients de ces enjeux et des perspectives économiques de ce créneau d'activité ; les levées de fonds que nous avons réalisées dans le cadre de la startup que j'ai créée ont toutes été couronnées de succès.
— Le CHU Rocfi innove, commente Thibault, nous faisons mieux que les grands ensembles hospitaliers parisiens !

Je me tourne vers le professeur Paul Delclau :
— Une question me taraude depuis la cérémonie de tout à l'heure : qu'est-il arrivé au professeur Louis Enilec ?
Je l'ai connu lorsque j'exerçais au CHU de Caen ; c'était une personnalité qui ne pouvait pas laisser indifférent !
— C'est une triste histoire.
Louis Enilec, comme vous le savez, était un brillant professeur de génétique humaine. Il animait une équipe de recherche au sein de l'Institut de génétique et de biologie moléculaire et cellulaire sous la tutelle conjointe de l'INSERM, du CHU et de l'université.
Tétaber était un de ses élèves, pas le plus brillant, mais un fidèle qui était très proche de lui.
L'équipe de Louis Enilec, que les anciens surnommaient les moines-soldats, était très soudée et il avait toujours veillé à disposer en interne de toutes les compétences nécessaires à ses recherches pour ne pas avoir à faire appel à l'extérieur. Ce culte du secret, poussé à l'excès, avait créé quelques problèmes, mais il le justifiait par la nature de ses sujets de recherche. Pendant longtemps, ses résultats et ses publications ont plaidé pour lui.

— Oui, je me souviens des moines-soldats, dis-je, la dénomination était connue de la direction. J'ai pas mal d'anecdotes à leur sujet.
— A propos d'anecdotes, peut-être vous souvenez-vous qu'Enilec avait demandé d'utiliser pour les travaux de son équipe, le blockhaus situé sous le tumulus sur lequel est planté l'arbre dit de Charlotte Corday[1] dans le parc de l'Abbaye aux Dames ?
— Je me tourne vers Claudie : tu te rappelles, nous avions un logement de fonction donnant sur ce parc et nos enfants ont appris à faire du vélo autour de l'arbre auprès duquel la tradition veut qu'elle soit venue se recueillir, avant de se rendre à Paris pour assassiner Marat.
— Ces comportements un peu atypiques, poursuit le professeur Delclau, ainsi qu'un certain nombre de zones d'ombre dans le déroulement de sa carrière n'avaient fait qu'amplifier le mystère qui entourait cette équipe. Le *curriculum vitae* d'Enilec comportait une période d'un peu plus d'un an sur laquelle il ne donnait aucune explication précise ; il prétendait s'être retiré dans le désert afin de faire face à une crise existentielle.
Certains évoquaient des liens avec des groupuscules de la galaxie d'extrême droite, mais tout cela n'a toujours reposé que sur des rumeurs.
Ce qui est attesté, par contre, c'est qu'Enilec a rapidement adhéré aux idées du Peuple Rassemblé et que plusieurs de ses élèves sont devenus des cadres du parti, même si lui n'a jamais ostensiblement milité.
Sa carrière n'a été entachée que par une seule ombre, une série de décès suspects dans son unité de recherche clinique et, plus spécifiquement, dans l'unité

[1]Jeune fille issue de la noblesse, pensionnaire de l'Abbaye aux Dames, qui a assassiné Jean-Paul Marat, montagnard conventionnel.

d'administration en phase précoce de nouveaux médicaments.
— Oui, je me souviens, nous avions déclaré plusieurs événements indésirables graves et consécutifs et l'unité avait été fermée temporairement ; mais elle avait par la suite reçu toutes les certifications requises, y compris celles de la FDA[1].
— Cette période, souligne le professeur Delclau, avait été un moment difficile pour la communauté médicale car plusieurs cliniciens chercheurs suspectaient Enilec d'avoir caché un certain nombre de choses. Des plaintes avaient été déposées auprès du conseil de l'Ordre qui, après enquête, étaient restées sans suite.
Ceci étant, Enilec a poursuivi ses activités dans l'établissement jusqu'à une période récente.
Les dernières années de ses activités de chercheur n'ont pas été à la hauteur de sa renommée initiale, mais il en est souvent ainsi dans la vie professionnelle.
A l'approche de la fin de sa carrière, Enilec est tombé gravement malade ; il a dû se soumettre au SIME ; malheureusement, son score médico-économique ne nous a pas autorisés à mettre en œuvre un traitement.
Il a alors disparu et ni sa famille ni son équipe n'ont eu la moindre nouvelle depuis maintenant plus d'un an.

Sa disparition est un mystère. Ses amis politiques, désormais au pouvoir, mettent tout en œuvre pour retrouver sa trace car visiblement, il est pour leur mouvement une figure importante. Vous avez pu entendre l'engagement du ministre tout à l'heure à ce sujet.
Je me tourne vers Thibault :
— Cette histoire est vraiment étonnante !

---

[1]Agence fédérale américaine du médicament.

J'avais aussi connu le docteur Emmanuel Meunier qui était un interniste avec qui j'avais sympathisé. Est-il toujours dans l'établissement ?
— Ah oui, Emmanuel … Un médecin brillant, reprend le professeur Delclau, il aurait dû faire une carrière universitaire !
C'était à la fois un excellent soignant, très apprécié des patients, et un chercheur prometteur. Au sein du département de médecine interne, il a beaucoup œuvré pour la prise en charge des malades atteints de SIDA, à une époque où cette maladie était redoutable. Il se dévouait sans compter auprès de ses malades, souvent jeunes, et avec son équipe, il les accompagnait dans leurs dernières semaines de vie. Il avait donné une impulsion majeure aux soins palliatifs dans l'établissement, à l'époque.
Il a radicalement changé de vie !
Aujourd'hui, il est responsable du bureau des constatations médicales auprès des sanctuaires de Lourdes.
Je me tourne vers Claudie.
— Je ne suis pas particulièrement étonné. Avec son épouse, ils étaient très intéressés par les questions spirituelles.
— A la réflexion, poursuit, pensif, le professeur Delclau, je crois qu'il a bien fait de mettre un terme à sa carrière hospitalière ; il n'aurait que difficilement pu s'intégrer dans les évolutions que connaît l'hôpital aujourd'hui…

- Chapitre 10 -

L'Oncocité

Thibault s'extrait de sa conversation avec René Lousquet sur les dernières évolutions du projet E-Santé 6.0 :
— Oui, on va obtenir des crédits complémentaires. Nous irons au cabinet de Tétaber ensemble, dès que possible. Bruno,y a-t-il un service ou un équipement que vous souhaiteriez visiter ? dit-il en se tournant vers moi.
— Je voudrais bien aller sur le site de l'Oncocité que j'avais créé, il y a maintenant plusieurs dizaines d'années.
— Parfait. Nous allons demander au directeur de site de nous accompagner.
— Je rappelle peut-être, dis-je à l'attention des plus jeunes convives, comment est né ce projet.
La ville de Caen accueillait sur les berges du canal la reliant à Ouistreham, une usine, une aciérie spécialisée dans la réalisation de métaux spécifiques légers et résistants, utilisés notamment dans l'industrie spatiale et aéronautique.
Une nuit, l'usine a été soufflée par une gigantesque explosion qui a provoqué la mort de plus de cent-cinquante personnes et des dégâts considérables. L'origine de l'explosion n'a jamais été déterminée de façon incontestable. L'utilisation des métaux produits sur ce site pour la fabrication des fusées balistiques pour l'armée a alimenté les hypothèses les plus insolites.
Quoi qu'il en soit, le groupe propriétaire des aciéries, les ACN (Aciéries de Normandie) a constitué un fonds de dédommagement important ; le nouveau maire de la ville, Pierre Barbezy, a souhaité avec Paul Beffa, le patron d'un groupe pharmaceutique, créer un site dédié à la recherche en cancérologie associant étroitement un hôpital, la

recherche publique et la recherche privée. L'ambition affichée était de faire revivre ce lieu de triste mémoire en lui donnant une nouvelle destination conjuguant l'ensemble des moyens disponibles sur l'agglomération caennaise pour la lutte contre le cancer.
Faire de ce lieu de mort, un lieu de vie.
Tels étaient les objectifs.
J'ai porté pour le ministère de la Santé, pendant cinq ans, le projet de création de cet hôpital innovant.

Nous quittons maintenant le site Côte-de-Nacre pour regagner les bords du canal. La limousine traverse la ville qui a conservé son architecture typique de la reconstruction d'après-guerre ; même s'ils n'ont pas de charme particulier, les bâtiments ont le mérite de mettre en valeur la pierre de Caen.
— Je viens d'avoir une information de mon collègue de Strasbourg, me dit Thibault, après avoir consulté son téléphone portable ; ils doivent faire face à un nombre important de contaminations par le nouveau virus; le CHU connaît un afflux de malades nécessitant des soins de réanimation. Les pouvoirs publics sont mobilisés et d'importants moyens ont été déployés en lien avec l'armée.
Je le regarde en esquissant un sourire.
— Tu vois, Thibault, l'hôpital est toujours un recours en cas de danger sanitaire grave.

Nous empruntons le cours Cafarelli en direction de Colombelles.
— Vous m'en excuserez, précise Thibault à mon intention, mais nous avons intégré l'Oncocité dans le périmètre du CHU Rocfi; le modèle de gouvernance imaginé qui associait un certain nombre de services du CHU et le centre de lutte contre le cancer était trop complexe ;

l'évolution managériale des hôpitaux a enlevé toute pertinence à ce montage qui ne se justifiait que par le respect d'un fonctionnement institutionnel ancien.

Les bâtiments de l'Oncocité ont relativement bien vieilli et les baies vitrées donnant sur le parc apportent toujours lumière et confort aux chambres d'hospitalisation.
— Nous allons rencontrer le professeur Robert Macquart qui a, comme vous le savez, été associé depuis le début au projet et qui continue à jouer un rôle important dans la coordination scientifique du site. Il a gardé son parler vrai et vous pourrez avoir une discussion intéressante.

Je reconnais Robert qui a peu changé, même s'il marche d'un pas plus lent et semble porter sur le visage une certaine lassitude.
— Bonjour Bruno, tu reviens sur le lieu de ton crime ? lance-t-il en souriant légèrement.
Nous évoquons un certain nombre de souvenirs en déambulant sur ce terrain immense.
— Alors, est-ce que les résultats sont à la hauteur de nos espoirs ? lui dis-je, curieux de savoir ce qu'est devenu ce projet qui avait mobilisé tant d'énergies.
— Nous avons un bel outil. Mais nous n'avons pas réussi à créer véritablement un nouveau modèle de site intégré de recherche en cancérologie.
Malgré ces difficultés, relève Robert, nous avons vécu une aventure passionnante ; mais le contexte a notablement évolué.
La recherche est aujourd'hui, soit financée par l'État qui n'accompagne que les projets pouvant avoir un impact fort sur le maintien en vie des forces vives de la nation, selon la terminologie officielle, soit par l'industrie pharmaceutique qui soutient les projets en fonction de sa propre stratégie.

Il n'y a plus de recherche académique, telle qu'on l'entendait au lancement du projet.
La pression de l'environnement est très forte ; la valorisation financière à court terme de la recherche est devenue un critère d'éligibilité essentiel pour tout projet.
Les algorithmes utilisés par les pouvoirs publics pour accepter un projet s'inspirent du SIME en vigueur pour les soins. Aussi, nous avons été contraints de créer de nouveaux métiers, les ARE, les Assistants de recherche économique, qui modélisent les projets pour anticiper le résultat de l'évaluation par les financeurs potentiels.
Cette fonction est devenue très complexe et nous devons recruter des mathématiciens de haut niveau. Les chercheurs, aidés de ces modélisateurs, font varier les paramètres de leur projet pour lui permettre d'obtenir un bon score aux tests d'éligibilité; mais le système est redoutable car il s'agit d'un concours, pas d'un examen, et on assiste à une course effrénée pour obtenir le meilleur score possible.
Le rôle du chercheur est devenu secondaire dans les équipes ; les profils d'Assistant de recherche économique ayant une expérience solide de modélisateur se payent au prix fort et seules les équipes les plus richement dotées peuvent se les offrir. Dans les centres de recherche, ce sont eux qui sont devenus leaders et les investisseurs s'attachent essentiellement à la qualité, à la formation et aux résultats de ces modélisateurs.
Je regarde Robert d'un air incrédule.
— C'est inimaginable !
— Un jour, il faudra se poser et réfléchir à la genèse de cette situation, me répond d'un air triste le vieux chercheur, mais tu sais, tu en as connu les prémices et peut-être les fondements ...

Souviens-toi des points SIGAPS[1] qui était le système d'étalonnage du travail de publication ou du logiciel SIGREC[2] permettant d'allouer les crédits de recherche. Tous ces outils avaient déjà durablement influencé les stratégies des chercheurs.
Il y a aussi un autre phénomène ; la plupart des cliniciens-chercheurs ont créé des startups et ils adoptent les comportements des entrepreneurs. Il y a bien sûr des comités d'éthique, mais quel poids peuvent-ils avoir face aux intérêts financiers auxquels ils sont confrontés ? Comme tu le vois, le monde de la recherche s'est profondément transformé et les chercheurs doivent naviguer entre les directives des pouvoirs publics et les contraintes imposées par les grandes firmes. La plupart s'y résignent invoquant soit la discipline nécessaire dans un état de droit, soit la nécessité de s'adapter au monde moderne et à ses règles pour continuer à travailler.
J'approuve ce dernier constat :
— Oui, il est difficile de lutter contre un système, contre le mouvement général de la société, même pour les hommes de bonne volonté.
Robert reprend :
— De plus, hélas, nous avons connu un drame. Il faut que je te raconte l'histoire de ce chercheur de l'Oncocité, qui illustre parfaitement mon propos sur l'évolution de la recherche.
Nous avions sur le site un jeune chercheur, David Mortilab qui, s'affranchissant des différentes tutelles des organismes de recherche, avait orienté ses travaux dans

---

[1]Système d'interrogation, de gestion et d'analyse des publications scientifiques diffusé dans les hôpitaux universitaires pour objectiver la production scientifique.
[2]Système d'information et de gestion de la recherche et des essais cliniques.

une voie nouvelle, en rupture avec les axes de recherche développés par la plupart de ses collègues ; son équipe était réellement multidisciplinaire, ce qui lui avait permis cette approche particulièrement innovante.
Je ne m'étendrai pas sur les choix scientifiques qu'il avait faits, car ce serait trop long à expliquer et cela n'apporterait rien au fond de l'affaire. Ce travail, hors des sentiers battus, était une entreprise risquée car il ne pouvait bénéficier d'aucune aide des institutions patentées ; nous lui avons apporté les soutiens financiers nécessaires, notamment avec les moyens de la fondation créée avec les dotations financières des anciennes aciéries. L'originalité du modèle de l'Oncocité prenait ainsi tout son sens en nous donnant une vraie liberté sur l'orientation de nos recherches.
C'était un bel exemple du modèle de recherche préfiguré par l'Oncocité !
Ses travaux préliminaires furent couronnés de succès et son équipe mit au point une molécule susceptible de s'attaquer au processus tumoral lui-même et non aux conditions environnementales du développement du cancer. J'ajoute que la production de cette molécule ne nécessitait pas d'investissements lourds et qu'elle était libre de droits d'exploitation.
C'était la volonté de l'équipe. Les moyens financiers qui leur avaient été alloués provenaient d'une démarche de réparation d'un lourd préjudice humain et matériel ; ils ne souhaitaient pas en tirer des profits qu'ils estimaient illicites.
Il restait encore un long chemin à parcourir pour aboutir à la diffusion d'un médicament, mais de réelles perspectives existaient.
Malheureusement, malgré une démarche méthodologique incontestable, l'équipe fut l'objet d'attaques virulentes aboutissant à la saisine de différents organismes de

contrôle qui mirent à mal le travail réalisé. Ses travaux firent l'objet à la fois de la suspicion des organismes de recherche officiels, car ils ne rentraient pas dans leur logique planificatrice, mais aussi des groupes pharmaceutiques.

Le combat était perdu d'avance.

En fait, je suspecte les groupes industriels impliqués dans la commercialisation de médicaments anti-cancéreux, d'avoir généreusement financé les contradicteurs afin d'éviter que ces travaux n'aboutissent à l'autorisation d'un médicament ne générant aucune marge financière.

— Robert, c'est impensable, aucune institution, aucun groupe industriel ne serait capable d'une telle chose ! L'enjeu humain est trop important.

— Détrompe-toi, Bruno, c'est seulement une question de distanciation par rapport aux malades, de montants financiers et de logique de système.

Quelles que soient les qualités humaines des individus, et ils ne sont pas en cause, à partir du moment où l'enjeu financier est majeur, il n'y a plus de place pour les préoccupations altruistes. Le système est conçu de telle façon que l'on ne peut s'y opposer, sauf à se mettre en marge.

Toute ma carrière, je me suis étonné de la naïveté de mes confrères qui pensaient que leur propre échelle de valeurs, que leur propre éthique, qui était réelle, suffirait à contrebalancer le poids, la logique d'un système. Ils sous-estimaient systématiquement les différences d'approche, obnubilés par la nécessité d'obtenir des molécules pour leurs travaux et anesthésiés par des intermédiaires redoutablement formés à les circonvenir.

Pour revenir à l'histoire de David Mortilab, nous l'avons bien sûr soutenu, mais devant l'action conjuguée des institutions de recherche, des équipes concurrentes et des

laboratoires pharmaceutiques, nous n'avons pu avoir gain de cause.
De dépit, David s'est jeté un soir du haut du pont de Calix, dans le canal de Caen à Ouistreham…

Je retrouve Thibault pour rejoindre à nouveau le site Côte-de-Nacre.
— Triste histoire que celle de David Mortilab ! lui dis-je en pénétrant dans la voiture.
— Oui, on en parle peu, répond Thibault tout en donnant les indications à son chauffeur, l'histoire est tragique. Mais on ne sait pas trop où est la vérité. Avait-il vraiment fait une découverte majeure pour l'oncologie, ou s'était-il laissé abuser par les conséquences d'un travail solitaire ? Vous savez, aujourd'hui, il faut se méfier des génies solitaires. La recherche est une affaire collective, qui doit obligatoirement allier le clinicien, le chercheur et le laboratoire pharmaceutique. Nos progrès, nos réussites sont interdépendants ; le temps des chercheurs, seuls sur leur paillasse de laboratoire, c'est de l'histoire ancienne.
Il nous faut accepter le monde dans lequel nous vivons.
— Tu ne trouves pas, lui dis-je, qu'une disparition inexpliquée et un suicide, cela fait beaucoup dans ce monde soi-disant hospitalier ?
Thibault ne répond pas.
La voiture de fonction directoriale glisse maintenant dans la ville où nous côtoyons le tramway sur roues qui serpente silencieusement, tel une couleuvre qui déploierait son corps d'écailles lisses et brillantes.
Je me tourne vers Claudie:
— Demain, nous partons pour Lourdes.

- Chapitre 11 -

L'appel de Monseigneur Julien Solages

Nous traversons l'hexagone en empruntant au maximum le réseau autoroutier qui désormais quadrille le territoire pour regagner la cité mariale ; son tissage en araignée autour de Paris nous oblige cependant à quelques écarts au regard d'une conduite à la seule boussole.
Au fur et à mesure que nous nous rapprochons du Sud, la voie de droite est de plus en plus encombrée d'engins de transport militaire qui ralentissent le flot des véhicules.
Les panneaux lumineux de la communication gouvernementale réitèrent leurs messages :
« *N'oubliez pas d'échanger votre carte d'identité pour une nouvelle carte à points. Elle sera obligatoire à la fin de l'année.* »
« *Récompensons nos citoyens vertueux en leur donnant accès aux services prioritaires.* »
Nous gardons le plus souvent le silence. Nous quittons enfin l'autoroute A64 après Tarbes, pour emprunter la nationale 21, désormais aménagée en quatre voies.
— Tu vois, Tarbes et Lourdes sont vraiment à dix minutes de voiture ! dis-je à Claudie qui somnole.
La radio délivre un fond sonore.
Flash info, radio du peuple français :
— Le foyer viral de la région Est s'avère beaucoup plus important que prévu ; le service de réanimation du centre hospitalier de Colmar est maintenant saturé. Le ministre de la Protection de l'intégrité physique des personnes doit se rendre sur place dans la journée.
— Cette affaire semble grave, souligne Claudie.

— Oui, et avec le fonctionnement hospitalier que nous venons de découvrir, la situation des malades va être dramatique.
Peux-tu chercher RCF sur la radio pour avoir des informations moins officielles.
Le jingle de RCF retentit.
— A la suite d'une mise en demeure, notre radio RCF va devoir cesser d'émettre.
Voici nos ultimes informations :
Monseigneur Julien Solages, archevêque de Toulouse, vient de diffuser une lettre pastorale s'élevant contre la situation faite aux malades dans les hôpitaux. En voici quelques extraits:
Mes très chers frères et sœurs,
Il y a une morale chrétienne, il y a une morale humaine qui impose des devoirs et reconnaît des droits. Ces devoirs et ces droits tiennent à la nature de l'homme. Ils viennent de Dieu... Il n'est au pouvoir d'aucun mortel de les supprimer.
Des hommes, des femmes, des enfants ne sont pas soignés comme il le faudrait dans nos hôpitaux. Ils sont traités comme une force de production et les personnes ne sont plus respectées.
Pourquoi le droit aux soins n'existe-t-il plus dans nos hôpitaux ?
Dans notre diocèse, des scènes d'épouvante ont eu lieu sur plusieurs sites hospitaliers. Les malades sont nos frères en souffrance ; nous leur devons assistance et réconfort dans la tradition chrétienne de charité, fidèles aux enseignements du Christ.
Tout n'est pas permis, il en va de l'avenir du genre humain.
Chrétiens, hommes de bonne volonté, entrez en résistance contre ce système qui anéantit l'homme !

Recevez, chers frères et sœurs, mon respectueux dévouement.[1]
— Un évêque s'affranchit du discours officiel de neutralité ! s'exclame Claudie.
Sera-t-il entendu ?

[1]D'après la lettre pastorale » sur la personne humaine » de Mgr Saliège, 23 août 1942 : un archevêque dénonce la déportation de juifs.

- Chapitre 12 -

Emmanuel, médecin à Lourdes

La vallée du Lavedan s'offre à présent à notre vue.
Le pic du Midi de Bigorre détache sa masse dominante dans un ciel clair qui semble contredire tous les aphorismes sur le climat londonien de Lourdes.
A notre droite, nous découvrons l'aéroport international sur la commune d'Ossun : un immense panneau indicateur précède la bretelle d'accès : « *Aéroport de Lourdes, Pau, Tarbes* ». Les installations occupent désormais une partie importante de la plaine.
Je réveille Claudie.
— Tu vois, Lourdes a gagné la bataille de l'aéroport ! Il n'y a plus qu'un seul aéroport sur le territoire Pau-Tarbes-Lourdes. Toute l'énergie dépensée dans cette rivalité de deux aéroports situés à 30 km de distance !
Nous nous rapprochons de la cité mariale et malgré l'axe routier à quatre voies, la circulation est de plus en dense. Les pèlerins se rendent en masse auprès du sanctuaire.
On aperçoit la gare à droite de la rocade, qui s'étend sur la zone commerciale qui auparavant la bordait. Les convois ferroviaires stationnent désormais sur une douzaine de voies. De nouvelles marquises flambant neuves surmontent et protègent les trains ; on peut distinguer en bout de quai d'immenses chapiteaux de toile aux couleurs de la Croix-Rouge, de l'Ordre de Malte, du Secours catholique et du Secours populaire qui forment un immense hôpital de campagne.
— Tiens, me fait remarquer Claudie, le centre hospitalier a changé de dénomination !
En surplomb de la gare, le bâtiment du centre hospitalier dresse toujours sa façade grise, mais désormais celle-ci est

barrée par un immense panneau portant la mention : Accueil Bernadette.
— Emmanuel nous expliquera, mais ce sont sûrement les conséquences de la fusion avec le centre hospitalier de Tarbes.
Nous quittons le boulevard périphérique pour rejoindre la rue de la Grotte dans laquelle se trouve notre hôtel.
Nous avons de la chance. La rue de la Grotte est aujourd'hui descendante, ce qui nous permet d'accéder au garage de l'hôtel sans avoir à passer devant le domaine de la Grotte.
Lourdes est une des rares villes en France où deux voiries, la rue de la Grotte et le boulevard de la Grotte, changent alternativement de sens tous les quinze jours. Ces deux artères comportent la plus grande concentration de boutiques de la ville et les commerçants qui constituent, à la manière des prévôts des marchands et de leurs échevins de l'Ancien Régime, une organisation puissante dans la cité, ont imposé cette alternance afin de ne pas défavoriser les échoppes de l'une ou l'autre des voies.
L'hôtel de la Grotte où nous logeons est un des établissements les plus anciens de la ville ; son architecture le rapproche des palaces de la côte normande ; à l'extérieur, des arcades de bois blanc soutiennent les balcons tandis que l'intérieur dévoile une décoration de petit manoir du XIXe siècle.
Du balcon de notre chambre, nous apercevons au bas de la ville, le domaine des sanctuaires; de nouveaux bâtiments ont été construits et la prairie qui prolongeait le parvis de la Grotte ne semble plus exister.
Nous nous rendons à pied en direction du Gave pour aller à la rencontre d'Emmanuel.
La foule est dense comme par le passé, mais le brouhaha qui accompagne son mouvement de déambulation, parfois chaotique, traduit la présence de Français en plus grand

nombre ; les voix sonores et souvent joyeuses des *mammas* italiennes qui, autrefois, emplissaient les rues, donnant à ces quartiers de Lourdes des accents napolitains, ont laissé place à de tristes murmures dans notre langue. Les pèlerins présentent des visages sombres, résignés, et la vague qui se dirige vers la Grotte ou qui en revient ressemble davantage au mouvement d'un convoi de condamnés à mort qu'à des groupes de pèlerins exprimant leur foi et leur joie.
Le parcours est désormais ponctué de postes de secours tenus par les forces de la Protection citoyenne qui dépendent du ministère de l'Intérieur ; au-delà de l'assistance aux personnes, elles procèdent à des contrôles d'identité et vérifient que les titulaires d'une prise en charge de leur pèlerinage par la protection sociale portent le brassard bleu qui permet de les identifier.
Les boutiques n'ont pas disparu, mais à côté des souvenirs habituels, vierges de toutes matières et de toutes dimensions, objets divers made in China, on trouve beaucoup plus d'article funéraires. Certains commerçants offrent la possibilité d'enregistrer un message vidéo activable sur son téléphone portable par un QR code à graver sur une pierre tombale. Les commerçants ont toujours fait preuve d'une réactivité notable pour s'adapter aux évolutions du marché… ils le démontrent une nouvelle fois.
En arrivant au point de rencontre entre la rue de la Grotte et le boulevard du même nom, je m'aperçois qu'une nouvelle voie marchande a été créée sous la forme d'une immense galerie couverte qui, désormais, longe le Gave en direction des vallées du Lavedan.
Un grand panneau lumineux, au niveau de ce carrefour qui est le point central de la ville basse, affiche la communication gouvernementale :
« *Le pèlerinage gratuit, une avancée sociale pour tous* ! »

Le domaine de la Grotte n'a pas subi de modifications majeures et au sortir du royaume des marchands, nous pénétrons dans cet espace de silence et de prière qui reçoit les témoignages de foi du monde entier.
Les forces de Protection citoyenne n'ont pas accès au domaine ; la sécurité est assurée par l'Hospitalité Notre-Dame de Lourdes[1] qui mobilise des « *Hospitaliers* » volontaires originaires de tous les pays.
Munis de leur traditionnel système de portage des brancards, façonné de lanières de cuir, ils s'activent auprès des malades pour les rassurer, les guider, les transporter, organiser la progression des cortèges et éviter que des mouvements de foule occasionnent des débordements.
Le silence qui règne dans cet espace contraste singulièrement avec la cohue qui caractérise les zones commerciales; nous longeons la zone consacrée à la prière, face au rocher de Massabielle ; immuable et reproduit des centaines de fois dans le monde, il offre à la statue de la Vierge un écrin grisâtre de pierre, obscurci par la fumée des cierges.

Le docteur Emmanuel Meunier nous accueille avec chaleur et s'empresse de nous installer dans son bureau.
Il a peu changé. Il a gardé cette chevelure haute et dense dégageant un large front, même si celle-ci est à présent grisonnante. Il conserve une allure d'étudiant attardé, de fort en thème, qu'il conjugue avec une attitude affable et bienveillante.
— Je suis particulièrement heureux de vous accueillir ici à Lourdes. Que devenez-vous ? Racontez-moi.
— Tu sais, Emmanuel, notre parcours à nous n'a que peu d'importance au regard de la situation du pays.

---

[1]Archiconfrérie dont les membres sont “Hospitaliers”, bénévoles, leur mission est l'accompagnement des pèlerins malades.

Comment vont Anna et les enfants ?
— Anna a repris l'enseignement dans un lycée de Lourdes et nos deux enfants sont en faculté de médecine à Toulouse. Tout le monde va bien.
— Nous avons hâte, Claudie et moi, d'échanger avec toi sur la situation que nous venons de découvrir. Nous nous étions retirés quelque temps dans un hameau en Lozère ; à vrai dire, nous ne savons pas depuis quand; et nous avons été subitement plongés dans un monde qui nous est inconnu.
Nous arrivons de Caen où nous avons pu constater ce qu'était devenu *l'hôpital*; je dois avouer que nous sommes encore sous le choc.
— Nous vivons une étrange période, répond Emmanuel.
Pour ma part, comme vous le savez, j'ai fait le choix de mettre ma carrière hospitalière entre parenthèses et de me consacrer à la fois à l'accompagnement des malades qui sont devenus très nombreux et à l'animation de l'équipe médicale, qui tente d'apporter un éclairage scientifique sur les faits observés par les pèlerins qui se déclarent guéris. Cette double approche est un exercice d'humilité permanent, bien loin des certitudes parfois affichées dans les hôpitaux universitaires.
Mais racontez-moi votre visite du CHU de Caen.
— A vrai dire, Emmanuel, nous n'avons pas reconnu l'établissement dans lequel nous avions travaillé ensemble. Tous les acteurs semblent saisis d'un activisme dénué de sens, au service d'une idéologie qui prône l'utilisation de l'hôpital comme outil d'amélioration de la performance sociale ; certains sont des militants qui poursuivent un objectif conforme à leur engagement politique, mais la plupart agissent comme entraînés dans une spirale enivrante; ils semblent avoir perdu tout repère, les repères qui nous semblaient éternels ; c'est comme

s'ils avaient été frappés par un mal intérieur qui annihile leur réflexion, leur humanité.
C'est un désastre et pour nous, un mystère !
Nous avons rencontré des médecins que tu as connus ; ils sont résignés, anesthésiés, comme s'ils étaient sous l'effet d'une drogue.
— Oui, je sais, reprend Emmanuel, je vois ici tous les jours les conséquences de ce système. Nous recevons à Lourdes, comme on vous l'a sûrement expliqué, les malades qui ont eu un refus de soin après calcul de leur Scoring d'intérêt médico-économique, à l'aide du Traitement Algorithmique Automatisé.
Les patients affluent et nos moyens médicaux sont dramatiquement sous-dimensionnés.
Nous avons désormais trois accueils de pèlerins, l'accueil Saint-Frai et l'accueil Notre-Dame que vous avez connus, mais aussi l'accueil Bernadette sur le site de l'ancien centre hospitalier que les sanctuaires ont racheté à la suite de la fusion entre le centre hospitalier de Tarbes et celui de Lourdes.
Bruno, tu t'étais battu, je crois, pour sauvegarder l'autonomie du centre hospitalier de Lourdes... Mais aujourd'hui, ces péripéties sont finalement secondaires. Nos problèmes sont ailleurs et d'une autre nature.
Cet accueil Bernadette est le plus médicalisé de nos trois établissements. Quant au nouveau centre hospitalier intercommunal, il a été construit sur la commune d'Ossun à proximité de l'aéroport.
Nous nous appuyons sur les organisations caritatives internationales tant pour le matériel que pour le personnel soignant.
Aujourd'hui, les « *Hospitaliers* » que vous avez vus en traversant le parvis de la Grotte continuent à remplir leurs missions traditionnelles, mais leur fonction essentielle est d'organiser la participation des soignants, des médecins,

des infirmiers, des personnels de toutes catégories au fonctionnement des trois accueils de malades.
La prise en charge de ces patients adressés par les pouvoirs publics a pris une dimension exceptionnelle. Sincèrement, je crois que la véritable mission de *l'hôpital* se perpétue ici auprès de ce sanctuaire, telle qu'elle existait dans les temps anciens auprès des temples grecs.
Je regrette, bien sûr, de ne pas avoir tous les moyens techniques et humains nécessaires pour faire face aux besoins qui ne font que croître ; mais je ne regrette pas d'avoir quitté l'hôpital, ou plutôt ce qu'il est devenu ; je n'aurais pas pu supporter la façon dont la médecine y est pratiquée aujourd'hui.
Nous sommes fidèles à la tradition de la ville de Lourdes, mais je crois que nous demeurons aussi fidèles à notre humanité, à notre engagement de médecin. Je suis persuadé que tous les hommes de bonne volonté doivent pouvoir s'inscrire dans cette démarche, quelles que soient leurs croyances ou leur absence de croyance.
C'est comme si, avec des moyens ridicules, nous entretenions une flamme qui pourra, je l'espère, un jour embraser à nouveau le monde soignant.
Nous sommes des veilleurs de flamme. Et tant que la flamme brûle, l'espoir n'est pas perdu.
Enfin… nous pourrions échanger sans fin ; je sais que vous partagez ces convictions.
— Oui, Emmanuel, mais le système en place dans les hôpitaux, qui est à l'image du projet de société global des nouveaux dirigeants, est redoutablement efficace. Il a été réfléchi, planifié, j'en suis persuadé. Ce que nous avons vu avec Claudie, je le répète, dépasse tout ce que nous pouvions imaginer.
C'est incompréhensible. Comment, en si peu de temps, a-t-on pu mettre à mal des siècles de civilisation ?

Emmanuel, songeur, semble tout d'un coup ailleurs, comme absorbé par une profonde réflexion.

— Tout ce que vous pouvez me dire à ce sujet m'intéresse ; peut-être que nous serons amenés à en reparler …

— Et les guérisons, qu'en est-il ? demande Claudie.

— Ce n'est pas l'essentiel de mon travail, répond Emmanuel en riant, rassurez-vous !

Il est vrai que nous constatons un certain nombre de situations qui nous interrogent. Nous enregistrons des améliorations cliniques que l'état de nos connaissances scientifiques à ce jour ne nous permet pas d'expliquer.

Ceux qui font une démarche de foi y voient le signe d'une intervention divine. D'autres s'en tiennent au constat de l'amélioration de leur état ou l'imputent à un phénomène psychosomatique provoqué par la démarche de pèlerinage.

Certains, à l'occasion de cet événement, entament une réflexion sur leur vie, sur le sens de l'existence humaine, sans pour autant faire référence à une croyance religieuse.

C'est pour cela, et nous le constatons quotidiennement, que le message de Lourdes d'attention aux malades, aux faibles, aux démunis dépasse largement la communauté des catholiques.

Il est universel !

Il rejoint le fondement de notre humanité. Et je dois dire que dans le contexte actuel, c'est un motif d'espérance.

Les autorités religieuses, tout comme notre équipe, ne sont pas dupes de l'utilisation machiavélique par le pouvoir politique de ces pèlerinages. C'est un détournement diabolique de ce qui s'exprime habituellement ici.

Nous servons de régulateur social et le pouvoir politique nous utilise pour satisfaire le besoin d'espoir de tout homme auquel il ne peut ou ne veut répondre dans les établissements de soins. Nous sommes une espèce de soupape de sécurité pour cette société soi-disant nouvelle.

Mais faut-il au nom de ce vice originel ne pas répondre aux besoins de nos frères malades qui s'expriment ainsi ? C'est une question redoutable.
L'hôpital actuel a certes perdu son âme, ou tout du moins ce *« supplément d'âme »* que Bergson[1] estimait indispensable pour les sociétés dominées par les sciences et les techniques ; mais *l'hôpital* a une dimension éternelle, en tant que concrétisation de l'altruisme des hommes... Il ne peut pas disparaître, sauf à ce que l'être humain perde toute humanité...
— Et la ville, a-t-elle changé ? s'enquiert Claudie pour revenir à des choses plus prosaïques.
— Oui et non.
L'afflux des pèlerins a nécessité une augmentation du nombre de chambres d'hôtel et Lourdes qui était la deuxième ville hôtelière de France est en passe de ravir la première place. Les affaires sont florissantes pour tous les commerçants, cependant l'ambiance générale, vous avez dû le constater, est très différente. La ville est devenue lugubre.
La municipalité a toujours une couleur radical-socialiste et le mélange de tradition radicale et de christianisme, qui semble toujours un peu détonnant pour un étranger à ces vallées, allié à une culture terrienne très forte, a constitué un certain rempart à l'idéologie dominante.
Sur le plan des infrastructures, le changement majeur concerne la gare ferroviaire. Souvenez-vous, son activité avait considérablement baissé du fait du développement des pèlerinages en voiture. Les trains de malades n'étaient plus prioritaires pour la SNCF.
Aujourd'hui, la nécessité de transporter de nombreux malades, parfois grabataires, a remis à l'honneur les trains

---

[1]Henri Bergson : -1859-1941- Philosophe français, hostile au positivisme matérialiste.

médicalisés. Des TGV ont été spécialement aménagés ; ce mode de transport est à la fois le plus adapté pour l'accompagnement des malades et le moins coûteux pour les pouvoirs publics. Malheureusement, cette gare ressemble de plus en plus à la gare d'un camp de concentration.
Les œuvres caritatives ont mis en place des structures d'accueil de toile pour réconforter les malades, mais tout cela est si dérisoire …
Accablés par cette situation, nous sommes las.

A travers la baie vitrée, on devine la foule des pèlerins qui poursuit sa lente pérégrination.
Emmanuel se lève en direction de la fenêtre.
— Si vous le voulez, je vous fais visiter le nouvel accueil Bernadette, sur le site de l'ancien centre hospitalier ; cela rappellera des souvenirs à Bruno et vous pourrez constater que *l'hôpital* existe toujours...

- Chapitre 13 -

Un *hôpital* dans la tourmente

Nous sortons du domaine de la Grotte et empruntons le boulevard en direction de l'ancien centre hospitalier.
Le boulevard et la rue de la Grotte sont tellement semblables que seul un œil averti est capable de les distinguer l'un de l'autre. Les mêmes boutiques de souvenirs émaillent notre parcours ; seule l'importance du flux de pèlerins, constamment renouvelé, peut expliquer que chaque commerçant proposant des objets identiques, fabriqués dans les mêmes usines, puisse avoir une clientèle suffisante. A ce niveau de duplication et de débit, les boutiques lourdaises relèvent plus de la distribution automatique que du commerce de détail…
Nous nous frayons difficilement un passage, évitant les flux descendants comme on évite les courants dans un ruisseau en crue. Ce va-et-vient bruyant entre la Grotte et les pensions de famille, rythmé par les horaires des offices religieux, ne diminue vraiment que tard le soir pour laisser place aux seuls carillons des différentes églises.
Mais les groupes que nous croisons sont le plus souvent tristes. Je cherche du regard les bracelets bleus qui attestent que leurs porteurs ont été rejetés par le système de soins et qu'ils accomplissent ainsi une ultime démarche de vie.
Pourquoi sont-ils là ?
Croient-ils vraiment qu'une intervention divine, que la puissance de l'Esprit, d'un esprit, qu'un phénomène de foule conjugué à la spécificité du lieu, va leur permettre de retrouver la santé ?
Emmanuel devance mes questions.

— Il est vrai qu'aujourd'hui, un certain nombre de malades, refusés par les hôpitaux, acceptent la démarche de pèlerinage qui leur est proposée, dans l'espoir d'être pris en charge dans nos accueils et ainsi de bénéficier de soins qui vont les guérir.
Mais, comme tu peux l'imaginer, la tâche est immense et nous manquons de tout. Nous n'avons que très peu d'équipements lourds, peu de personnel ; nous connaissons souvent des ruptures d'approvisionnement en médicaments.
Nous faisons au mieux.
Je me demande quelle sera la situation lorsque l'épidémie virale qui débute atteindra vraiment notre pays ; car, à l'évidence, nous serons aussi touchés, contrairement à ce que la propagande gouvernementale martèle sur les ondes. Pour l'instant, nous n'avons pas encore les répercussions de ce type de refus de soins et le grand Sud-Ouest est préservé ; mais nous avons, bien sûr, réfléchi aux mesures à prendre pour fonctionner en sécurité en cas d'afflux de patients contaminés. Nous avons prévu d'affecter les locaux du site de La Bastide à l'hébergement des malades atteints de ce virus. Nous avons aussi fait appel aux organisations caritatives internationales pour obtenir des personnels médicaux et soignants en plus grand nombre. Nous comptons beaucoup sur l'association UNITALSI[1] dont certains membres ont déjà l'expérience de ces prises en charge en Italie; mais nous nous heurtons aux difficultés liées à la fermeture des frontières.
L'épiscopat nous aide à obtenir les autorisations nécessaires, mais les démarches sont complexes ; autant les autorités facilitent les pèlerinages religieux, autant elles ralentissent tout ce qui concourt à l'organisation des soins.

---

[1]Union nationale italienne pour le transport des malades à Lourdes et aux sanctuaires internationaux.

Arrivés au niveau du service des urgences, nous voyons une longue file de patients, tous porteurs d'un bracelet bleu, qui s'échappe des locaux d'accueil. Certains sont sur des fauteuils roulants, aidés par des hospitaliers, d'autres sur de simples chaises. Une protection de toile a été sommairement installée afin de leur éviter d'être totalement soumis aux intempéries

— Nous avons agrandi le service d'accueil mais le nombre de malades à prendre en charge augmente régulièrement, précise Emmanuel.

Nous avons conservé les différents services qui existaient, cardiologie, pneumologie, gastrologie, maladies infectieuses et endocrinologie ; cela nous permet de couvrir à peu près tous les besoins de base à l'exception de la maternité. Les deux services de chirurgie, chirurgie viscérale et orthopédique, fonctionnent de façon plus erratique, compte tenu du manque de moyens. Nous avons pu acquérir un deuxième scanner d'occasion et une IRM a été financée par un don exceptionnel.

Bien entendu, les locaux administratifs ont été réduits à leur plus simple expression et nous n'avons plus besoin de service de codage des actes de soins ou de facturation, glisse-t-il d'un air amusé.

La logistique est essentiellement consacrée à la recherche et à l'accueil des soignants bénévoles, ainsi qu'à l'approvisionnement en médicaments.

L'internat a été converti en maison d'accueil pour les bénévoles.

Nous accédons au service de pneumologie au premier étage du bâtiment central.

De jeunes infirmières, visiblement originaires d'Afrique, échangent en anglais autour d'un chariot de soins ; un médecin, à la chevelure abondante, mais passablement

blanchie par les années d'exercice, s'entretient avec deux jeunes confrères, devant un négatoscope ; Pierre est un ancien médecin militaire qui a médicalisé de nombreux théâtres d'opérations de l'armée française.
— Bonjour Pierre, lance Emmanuel à son adresse. Alors, comment se passe la prise en charge des malades aujourd'hui ?
— Cet après-midi, nous sommes un peu plus rassurés, deux nouvelles infirmières sont arrivées et nous sommes désormais capables d'avoir une présence infirmière 24h sur 24, mais les malades sont de plus en plus nombreux ; nous avons dû occuper une partie des lits de l'ancienne maternité. Le plus gros problème, c'est le retard que nous prenons dans la mise en œuvre du traitement du fait de la pénurie de médicaments.
La crise épidémique qui s'étend désormais dans de nombreux pays engendre des tensions ; les prix flambent et les fournisseurs servent les plus offrants ; dans ces conditions, nous ne pouvons pas lutter. S'ajoute à ce phénomène la fermeture des frontières qui crée des retards et des tracasseries de tous ordres. Heureusement, nous pouvons activer quelques circuits parallèles ; mais dans le contexte actuel, ils ont rapidement leurs limites.
Mais l'équipe a, aujourd'hui, une grande satisfaction.
Nous avons réussi à tirer d'affaire un sans domicile fixe de 70 ans, originaire de la région de Montpellier, qui présentait une tuberculose très avancée. Il est guéri.
— Bravo ! Allez, bon courage, Pierre ! Je serai présent demain au conseil de gestion de l'accueil.
Emmanuel quitte notre groupe et s'approche d'une religieuse qui sourit largement en l'embrassant.
— Bonjour, Sœur Joseph ! Bruno et Claudie, je vous présente sœur Joseph, l'âme de ce service !
Sœur Joseph est une femme sèche mais chaleureuse qui a exercé plusieurs années sur le continent africain dans le

cadre de missions humanitaires ; elle anime le service de pneumologie depuis deux ans. Elle est constamment optimiste et arrive à trouver des solutions aux pires problèmes.
— Avec sœur Joseph, rien ne peut nous arriver, précise Pierre.
— Pierre, vous savez bien que Dieu a mis ces malades sur notre chemin ; il ne peut pas nous refuser les moyens de les soigner !
— Oui, enfin, votre Dieu, vous ne trouvez pas qu'il a quelques absences ces temps-ci ? réplique gentiment Pierre.
— Mais il compte sur nous, nous travaillons pour lui !

Nous quittons le service et regagnons la plate-forme qui surplombe le pont du chemin de fer au-dessus de la rue de la gare.
Une manifestation peu nombreuse, mais encadrée par de jeunes hommes au crâne rasé dont la plupart portent une tenue militaire, descend vers la ville basse ; elle fait une halte devant l'hôpital et les participants brandissent des pancartes sur lesquelles on peut lire :
« *Pas de soins pour les sous-hommes* » et scandent « *L'homme nouveau vaincra* ».
— Ce sont les ultras du parti au pouvoir, explique Emmanuel, qui manifestent régulièrement dans la ville pour demander l'accentuation de la politique en cours de déploiement. Ils ne sont pas très nombreux, mais ils sont fanatisés et obnubilés par la nécessité de promouvoir cet homme nouveau, comme ils disent, qui doit redonner à la France sa grandeur.
Une petite frange d'identitaires se disant catholiques et qui rêvent d'une France chrétienne puissante et dominatrice, se laisse séduire par ce discours. Les pouvoirs publics sont ambivalents ; ils ne condamnent que les excès outranciers,

mais les durs du parti utilisent ces groupes comme laboratoires d'idées.

Nous prenons congé d'Emmanuel.
— Merci beaucoup pour cette visite !
— Je vous propose que nous nous retrouvions ce soir à l'auberge de Saint-Savin ; elle est toujours ouverte et elle est restée la meilleure table de la vallée.
Anna se joindra à nous et nous pourrons parler d'autre chose…

- Chapitre 14 -

Retour chez Paul

Dès le lendemain, nous quittons la Bigorre en direction du Cantal pour rejoindre Paul et François. Le ciel est aujourd'hui bouché et le château de Lourdes sur son éperon rocheux est à peine visible, tel un vaisseau qui chercherait sa route dans un brouillard épais.

— Tu sais, Claudie, je suis intrigué par ce qu'a dit Emmanuel en nous quittant hier soir à Saint-Savin.

Il m'a textuellement dit : « A très bientôt ! Je pense que nous nous reverrons très prochainement. »

Pourtant, nous n'avons rien programmé et il n'y a pas de raison que nous nous rencontrions.

— Ne te lance pas dans l'exégèse de ce qui n'est sûrement qu'une simple formule de politesse, une adresse amicale…

L'autoroute en direction de Toulouse est étonnamment chargée à cette heure matinale; nous croisons à nouveau d'incessants convois militaires en direction de Pau ou du Pays basque.

Il est sept heures alors que nous arrivons à hauteur de Saint-Bertrand-de-Comminges.

Je me tourne vers Claudie :

— Il faudrait que l'on se tienne au courant des informations nationales.

— Ici, la radio du peuple français :

Face à l'extension de l'épidémie virale, le gouvernement a pris les mesures nécessaires à la protection du peuple français.

Écoutons Maurice Chedébar, ministre de l'Intérieur qui, désormais, cumule sa fonction avec celle de ministre de la Protection de l'intégrité physique :

— Travailleuses, travailleurs français, le Premier ministre m'a confié le soin de veiller à votre intégrité physique et à votre sécurité, afin de décliner une politique efficace contre les menaces auxquelles notre pays est confronté.
Les mesures prises jusqu'à ce jour ne sont pas suffisantes ; malgré les efforts du gouvernement pour protéger les travailleurs français, les étrangers présents sur notre sol ont diffusé le virus ; ils constituent les maillons faibles de notre population et nous devons protéger les forces vives de la nation. Aussi, j'ai donné des consignes afin que dès la semaine prochaine, une nouvelle version du logiciel SIME soit à disposition de tous les hôpitaux : cette version prend en compte les nouveaux défis sanitaires auxquels nous devons faire face. La priorité du pays est de protéger et de soigner les forces vives nationales.
Un plan détaillé sera porté à la connaissance de tous prochainement.
D'ores et déjà, je vous informe que la population sera répartie en trois catégories.
Catégorie un : les travailleurs nationaux affectés à des tâches vitales (défense, sécurité, alimentation, soins ...) Les moyens de protection leur seront attribués de façon prioritaire ; ils bénéficieront d'un suivi médical régulier pour vérifier leur aptitude médicale et préserver leur force de production. Tout sera mis en œuvre pour les aider à remplir leur mission essentielle pour notre nation ; ainsi, des taxis seront réquisitionnés pour assurer leur transport jusqu'à leur lieu de travail.
Catégorie deux : les autres travailleurs nationaux qui constituent pour ainsi dire, nos troupes de réserve. Tout sera fait pour protéger leur capacité à travailler, si nécessaire, sur des fonctions sensibles pour la vie du pays.
Catégorie trois : les travailleurs non nationaux et les personnes non actives. Des mesures strictes à leur encontre seront prises pour éviter qu'ils absorbent les

ressources rares de la nation ou qu'ils constituent un facteur aggravant de dissémination de l'épidémie.
Je dois également vous préciser que les fonctions sensibles de notre outil de production ou de notre appareil d'état qui seraient occupées par des personnes issues de l'immigration, ont vocation à l'être par des nationaux de souche ; des mesures incitatives, dans un premier temps, seront mises en œuvre pour accompagner ce mouvement d'assainissement de notre corps social.
Enfin, j'ai pris une décision grave mais nécessaire ; cette décision, je ne l'ai prise qu'après avoir consulté le comité éthique interministériel qui, désormais, sera systématiquement saisi avant toute décision ayant trait à la sécurité nationale ou à l'intégrité physique des personnes ; cette décision, je l'ai prise car il en va de l'avenir, de la survie de notre pays. Seuls les pays qui auront pris les mesures courageuses pourront, après avoir vaincu ce fléau, faire partie du concert des nations puissantes. Cette épidémie peut aussi nous donner l'opportunité d'assainir notre société et de la débarrasser des fardeaux qui l'empêchent de dominer le monde, comme nos ancêtres ont pu le faire.
Aussi, je vous informe que le Pentobarbital, plus connu sous le nom de Nembutal[1], sera désormais à disposition des médecins, mais aussi des infirmières dans les établissements pour personnes âgées et qu'il pourra être administré selon un protocole national.
Un algorithme décisionnel sera adressé à toutes les directions d'établissement afin d'encadrer strictement son utilisation. Et comme nous sommes dans un état de droit, les familles concernées auront la possibilité d'établir un recours devant une commission départementale présidée par un haut fonctionnaire. Cette commission pourra

[1]Barbiturique utilisé pour les euthanasies vétérinaires.

allouer des compensations financières en cas d'utilisation non conforme au protocole de dispensation de ce médicament. La mise en place de cette procédure évitera d'avoir à saisir les tribunaux. En effet, il ne serait pas acceptable que nos soignants, le fer de lance de notre défense sanitaire, puissent être traduits devant une instance civile ou pénale en cas de défaillance humaine, toujours possible dans les circonstances dans lesquelles nous nous trouvons.
Des cellules d'écoute psychologique seront à la disposition des familles.
J'ai également pris la décision, après avis de la Haute autorité de santé, d'autoriser les services de médecine du travail de nos entreprises à délivrer des kits pour IVG médicamenteuse, jusqu'à dix semaines d'aménorrhée ; ce délai pourra être porté à douze semaines, avec surveillance par monitorage E-santé, pour les femmes occupant des postes particulièrement sensibles.
Tout le monde comprendra que, dans la période que nous vivons, une grossesse ne puisse porter atteinte à notre action de redressement national.
Je sais pouvoir compter sur l'esprit civique de nos concitoyennes.

Comme nous pouvons le constater tous les jours, l'intégrité physique et la sécurité publique sont les deux faces d'une même problématique, et je me réjouis que le président de la République en ait tiré les conclusions concrètes en me confiant ces deux missions. Sachez que j'y consacrerai toute mon énergie afin de permettre à notre pays de lutter avec succès contre les graves périls qui nous menacent.
Le commentateur reprend la parole :

— Après avoir écouté le ministre de l'Intérieur, nous allons faire un point sur le déploiement de nos forces aux différentes frontières du pays.
Nous vous rappelons que Monsieur le président de la République s'adressera au peuple français ce soir à vingt heures.
Le présentateur radio poursuit son bulletin d'information tandis que Claudie baisse le niveau sonore de l'autoradio :
— Je ne pensais pas que la situation se dégraderait aussi vite. On n'a rien vu venir ; il faut dire que la zone touchée est l'Est de la France et que les régions où nous sommes allés sont encore peu affectées.
— Une crise sanitaire dans le contexte actuel ... Nous n'avons aucun repère pour savoir ce qui va se passer.
De nouveaux messages sont diffusés sur les panneaux autoroutiers :
« Citoyens, faisons face au virus dans un esprit national »
« Respectez les consignes, c'est notre survie »

Je m'évade dans la conduite automobile.
La vitesse du ruban de bitume agit comme une drogue me permettant de quitter momentanément la réalité de ce monde ; mes divagations sont bornées par les longueurs de voies goudronnées, elles-mêmes encadrées par des glissières métalliques, qui se déroulent devant moi à perte de vue.
Les trajets autoroutiers permettent de traverser un pays sans le voir vraiment, comme si nous étions en apesanteur.
La route départementale vous demande, elle, d'épouser le paysage, de coller à son relief, de faire pratiquement corps avec lui.
Elle vous donne l'occasion de vous concentrer sur les scènes de vie des habitants des territoires traversés, d'interagir avec eux, de partager leurs préoccupations, dans un village, au détour d'un mas isolé ; les images sont

parfois fugaces, mais elles permettent à l'imagination de se substituer à l'échange qui aurait pu avoir lieu, si vous vous étiez arrêtés.
Et l'imagination, c'est la vie, en mieux …
Deux enfants jouent au ballon sur une place sous la surveillance de leurs mères ...
Un artisan manœuvre son camion empli de matériel de chantier… Il hèle deux personnes âgées qui échangent sur un banc, à proximité…Elles se rappellent sûrement le temps où elles aussi, elles travaillaient ...
Scènes de la vie à la campagne...
Brins d'existence…
Mais aujourd'hui, je ne veux pas voir, je veux oublier, je veux m'échapper…
Et pour cela, l'autoroute est décidément une belle invention.

Claudie est plongée dans le guide Michelin ; elle me tire de mon isolement en me commentant les lieux, les sites touristiques que nous traversons sans les voir.
— Nous sommes à hauteur de l'hôpital Saint-Jean-de-Lorette.
L'histoire de cet hôpital en pleine campagne est assez étonnante. Il avait été créé en 1735 en zone rurale, à l'initiative des évêques de Saint-Bertrand-de-Comminges qui en avaient confié la gestion à l'Ordre Saint-Jean-de-Dieu pour accueillir les pauvres et les mendiants. Il a fonctionné jusqu'au début du XXe siècle et a, notamment, accueilli des blessés de la Première Guerre mondiale.
— Voilà un établissement qui n'aurait pas échappé aux redoutables lois de la carte sanitaire, lui dis-je en souriant !

Ce n'est qu'aux environs de 13 heures que nous arrivons à proximité de Chaudes-Aigues.

- Chapitre 15 -

Décryptages

Nous retrouvons Paul et Viviane ainsi que François et Cécile qui poursuivent leur séjour dans cette bourgade du Cantal qui semble à l'abri des bouleversements qui affectent notre pays.
Viviane, après s'être enquise des conditions de notre voyage dans les circonstances actuelles, s'empresse de nous rappeler que le président de la République doit prendre la parole, ce soir à vingt heures.
Après quelques heures de repos, nous nous retrouvons tous au salon devant le poste de télévision.
Le Président, solennel, s'adresse aux français :

— Mes chères concitoyennes, mes chers concitoyens,
L'heure est grave. Alors que nous étions en train de réussir le redressement de notre nation, en nous appuyant sur les forces vives de notre peuple, nous devons faire face à une crise sanitaire d'une ampleur inégalée.
Mais, chères concitoyennes, chers concitoyens, ne nous y trompons pas, la diffusion de ce virus sur notre territoire n'est que le résultat de la politique laxiste que nos prédécesseurs ont conduite pendant tant de décennies.
Vous le savez, et les médecins nous le rappellent régulièrement, les virus ne s'attaquent qu'aux individus, qu'aux communautés affaiblies par des années d'assistanat et par d'incessants mélanges de populations. Lorsque notre projet de société sera suffisamment avancé, je peux vous assurer que notre corps social, que nos organismes, résisteront à de telles attaques. Mais pour l'instant, ce n'est pas encore le cas.

Aussi, j'ai pris la décision d'imposer à tous les Français un confinement strict, à compter de ce soir minuit.
Vous devez demeurer à l'endroit où vous vous trouvez.
J'ai demandé aux maires de désigner des commissaires de quartier qui, sous l'autorité des préfets, assureront à partir de la logistique des forces armées, l'approvisionnement des foyers. Ils veilleront, par ailleurs, à la sécurité publique.
Ces citoyens-commissaires seront choisis parmi les Français présentant toutes les garanties d'honorabilité. Les différents ministres vous tiendront informés du détail des mesures prises dans leur domaine de compétence.
Français, Françaises, aujourd'hui, notre nation est agressée, notre nation est blessée. Demain, nous serons plus forts grâce à notre programme de renouveau national.

— Eh bien, dit Viviane, vous voilà confinés avec nous pour un temps !
Heureusement, nous avons des provisions, à la campagne, on se débrouille toujours.
— Je crois que nous allons être dans l'obligation d'accepter votre hospitalité, dit Claudie, quelque peu inquiète de cette nouvelle situation.
— Bon, ne nous laissons pas abattre, reprend Paul. A table !
Je ne vous fais pas l'injure de vous demander votre sentiment sur le message du Président, je le connais...
Après quelques temps de silence pendant lesquels chacun intériorise la situation, la conversation s'anime autour de notre expérience d'immersion dans ce nouveau monde hospitalier que nous venons de vivre.
— Alors, Bruno, que pensez-vous avec Claudie de l'hôpital aujourd'hui ? lance Paul en servant, en guise d'apéritif, un Pacherenc à la robe jaune mordoré, qui tire

son éclat particulier des derniers rayons de soleil qui dardent pesamment la fenêtre du séjour.
Je m'emporte.
— C'est un désastre moral, intellectuel, sanitaire et sociétal !
Je ne comprends pas comment une institution aussi ancienne, aussi ancrée dans la société, a pu être pervertie à ce point. Le seul constat de la situation ne me permet pas d'entrevoir comment un tel édifice, comment un symbole si puissant a pu s'écrouler.
Nous avons vu au CHU de Caen qui, désormais, se nomme le CHU Rocfi, du nom du laboratoire pharmaceutique, un système où l'homme est nié en tant qu'individu, en tant qu'être humain.
— Tout de suite, les grands mots... rétorque Paul. Tu sembles t'étonner que le CHU porte le nom d'un laboratoire pharmaceutique, mais je te rappelle qu'il y a quelques années déjà, nous avions un amphithéâtre dans une faculté de médecine qui portait le nom d'un laboratoire pharmaceutique, certes un peu marginal, mais cela n'avait pas ému grand monde.
— Paul, sois sérieux ! s'élève François, la situation a pris une autre dimension. Mais tu as raison sur un point ; il y a déjà plusieurs décennies que nous avons vu s'opérer un glissement, et ce glissement fut d'abord sémantique. Nous avons insidieusement laissé s'installer dans le milieu hospitalier des mots qui véhiculaient d'autres valeurs que les valeurs du soin.
— Les mots, le langage, intervient Cécile, c'est beaucoup plus important qu'on ne croit ; le langage pense à notre place et véhicule une vision du monde. Les mots peuvent être comme des doses d'arsenic ; ils ont le pouvoir de détruire ou de soigner. C'est un sujet qui m'intéresse.
— Oui, tu as raison, dis-je en me remémorant les années 1990 de ma vie professionnelle, nous avons tous connu

l'intrusion dans notre monde de ce langage qui, pour nous, était nouveau.
Souviens-toi, Paul, alors que nous avions travaillé avec Camille Caliste pendant une dizaine d'années dans un environnement où les maîtres-mots étaient service public, soin, nous avons vu arriver un nouveau directeur général qui, nous trouvant un peu demeurés, avait mis en place un programme de formation pour nous faire entrer dans le nouveau monde de la gestion hospitalière. Il était issu du cabinet d'un ministre socialiste et comme beaucoup de ses compagnons de route, après quelques années de militantisme trotskiste, il découvrait l'ivresse de l'économie de marché.
— Oui, précise Paul, je me souviens très bien. Nous étions contraints de participer à des séminaires s'apparentant à des séances d'endoctrinement où de jeunes cadres, frais émoulus d'HEC, tentaient de nous inculquer le concept de segmentation du marché en matière de santé. Tout un programme...
— Il y a eu un double mouvement, reprend François ; les concepts, le langage de l'entreprise ont envahi l'hôpital et le secteur marchand s'est approprié la terminologie de nos valeurs hospitalières, les mots du soin, en en détournant le sens.
Je poursuis :
— Souvenez-vous aussi de l'hôpital-entreprise.
Combien d'hospitaliers se sont pris d'engouement pour cette appellation qui allait enfin leur permettre de se libérer de l'hôpital-charité, de sortir du Moyen-Âge et de sa notion d'assistance et de donner ses lettres de noblesse à la gestion hospitalière. L'hôpital était désormais une entreprise qui produisait des services, et une entreprise, cela se dirige. Les directeurs avaient enfin leur place !

Il ne restait plus qu'à introduire les outils de gestion, les tableaux de bord, la comptabilité analytique, la CAF[1], le taux de marge, les parts de marché et les dividendes !

— Je crois qu'il faut que les directeurs d'hôpitaux soient honnêtes, note François; ils ont vu effectivement dans l'importation au sein de l'hôpital, des concepts, du langage, des méthodes, des tics de l'entreprise, l'opportunité de gagner une certaine influence au sein d'établissements où le pouvoir médical était prépondérant. Confrontés au corps médical, et s'il y a un corps professionnel qui existe, c'est bien celui-là avec son langage, ses rites, ses signes extérieurs de reconnaissance, ses solidarités, ils ont trouvé avec l'hôpital-entreprise l'opportunité d'exister.

Cette volonté de positionnement au sein de l'institution hospitalière faisait aussi écho à la volonté des pouvoirs publics de maîtriser le fonctionnement hospitalier, de l'encadrer.

Mais là où le système est pour ainsi dire devenu fou, c'est que ses promoteurs ont réussi à convaincre un nombre non négligeable de médecins.

— Sur ce dernier point, dis-je, j'ai un début d'explication.

Cette déculturation de l'institution hospitalière que nous avons constatée, et qu'un des cadres de direction du CHU de Caen a bien expliquée, vient du fait que les médecins et les cadres sont désormais formés de façon identique : la formation scientifique produit indifféremment des médecins ou des centraliens, polytechniciens, futurs managers d'entreprise, y compris des hôpitaux.

Leurs cours de philosophie, ce sont les modèles mathématiques qui permettent de simuler le taux de marge ou la création de valeur. En l'absence de sciences

---

[1]Capacité d'autofinancement.

humaines dans leur cursus, ils sont formatés par les sciences dures.
Ils ne peuvent qu'adhérer au même discours.
François intervient :
— N'oublions pas que cette mise à l'honneur de l'hôpital-entreprise était concomitante de la séparation du sanitaire et du social, que dis-je, du bannissement du social au sein du secteur sanitaire. Les schémas sanitaires et sociaux ont perdu leur deuxième qualificatif, comme si le social risquait d'entacher le sanitaire d'une connotation passéiste, comme s'il pouvait entraver sa modernisation, son entrée dans l'ère des services, des biens de consommation. A l'hôpital, désormais, on ne faisait plus du social, on réparait la machine humaine selon un processus.
— Oui, c'est vrai, dis-je, c'est avec une certaine condescendance que nous regardions nos aînés dans la profession, traîner ce poids de l'hospice ou s'échiner à être les serviteurs zélés du pouvoir médical.
Ce qui m'a particulièrement frappé lors de notre visite au CHU de Caen, tu te souviens, Claudie, c'est le fait que les jeunes cadres hospitaliers inféodés à la nouvelle idéologie, nous rappelaient souvent que nous avions été des initiateurs de cette organisation de l'hôpital dont ils étaient maintenant les acteurs.
Le jeune collaborateur de Thibault, proche de Tétaber, voit dans la T2A, version des années 2000, un outil précurseur du Traitement Algorithmique Automatisé (TAA) d'aujourd'hui…
— Allons, n'exagérons pas, se récrie Paul, il s'agissait d'un simple outil de régulation des financements et d'allocation des moyens en fonction de l'activité ! Et n'oubliez pas qu'il a permis aux hôpitaux les plus dynamiques de sortir du budget global en retrouvant des financements pour se développer.

— Paul, je continue, si tu permets. Réfléchis…
Avec les médecins affectés au département d'information médicale (DIM) qui avaient pour mission de réaliser les travaux de conversion de l'activité de soins en unités comptables, on a créé les premiers médecins technocrates au sein de l'hôpital.
—Lorsque Fabrice Hadjadj[1], relève Claudie, écrit :
« *La médecine, dans son essence, est la technique qui s'oppose le plus à la technocratie, et c'est pourquoi cette dernière, afin d'établir son empire, la corrompt en premier… Le grand mensonge … : prétendre que la guérison est une performance technologique, et donc, une prestation monnayable* », je crois qu'il met bien en évidence ce qu'est devenu l'hôpital aujourd'hui.
La situation que nous connaissons semble bien prendre racine dans les premières tentatives d'objectivation de l'activité de soins, et nous y avons grandement participé.
— Eh bien, moi, je ne vais pas battre ma coulpe, nous avons rempli notre mission et il n'y avait rien de vraiment répréhensible, s'élève Paul.
— Peut-être n'est-il pas inutile, Paul, de réfléchir à ce qui s'est passé ? reprend François. Aujourd'hui, le système s'est emballé et nous ne pouvons pas nous contenter de le déplorer.
J'abonde dans le sens de François :
— Oui, le système a connu un emballement inexplicable.
Je n'arrive pas à croire que la situation que connaît aujourd'hui l'hôpital est le seul fruit des contraintes de l'environnement économique dans lequel le système de santé évolue.
On a le sentiment, j'ai la conviction, que c'est l'œuvre d'une démarche concertée, planifiée, et que nous avons été

[1]Ecrivain et philosophe français. Il développe une pensée critique de l'idéologie de la croissance et de la consommation.

les instruments d'une politique, d'une volonté qui nous dépasse…

— Houlala, rétorque Paul, voilà Bruno qui nous refait le coup des forces occultes !

— Je crois, précise François, que nous devons essayer d'identifier les signes précurseurs de cette pandémie ; je ne parle pas du virus actuel, mais de ce détournement de l'hôpital de sa mission naturelle et de la connivence ou du laisser-faire de ceux qui avaient en charge de perpétuer sa mission.

Ce n'est pas une histoire banale et aucune piste ne doit être écartée.

Je rebondis sur la relance de François :

— J'ai le sentiment que l'introduction de l'argent, de l'élément monétaire au cœur du dispositif de soins, a eu un effet délétère sur les comportements de tous les acteurs hospitaliers.

La T2A que nous avons connue, que nous avons acceptée, que nous avons diffusée, n'est rien de moins que la réduction du soin à une valeur monétaire permettant de le quantifier, de le monnayer. La T2A, c'est traduire le secours à l'autre en un montant monétaire.

Avez-vous pris le temps de lire les fascicules du ministère sur l'assistance au codage ? C'est édifiant !

Nous avons confié la mission à des médecins de traduire par des codifications à visée financière l'accueil, le soin, l'attention, l'accompagnement des malades selon des calculs que l'on pourrait qualifier de burlesques s'il ne s'agissait pas de la vie, de la souffrance, de la détresse d'êtres humains.

Et nous avons chargé un nombre encore plus important de médecins dans les organismes de sécurité sociale de procéder au contrôle de ces opérations ainsi qu'au déclenchement de sanctions financières en cas de

mauvaises interprétations dans le cadre de procédures kafkaïennes.
Êtes-vous d'accord sur ce constat ?
Paul se récrie :
— Mais nous vivons dans un monde où les flux monétaires régulent l'activité et il en a toujours été ainsi. L'hôpital ne peut pas vivre en dehors de ce contexte. Ne soyons pas des idéalistes seulement capables de vivre sur une autre planète !
— Bruno, je te suis parfaitement, reprend François, nous avons appliqué au soin, à l'hôpital, les règles du secteur marchand. Et c'est là que se trouve l'erreur originelle.
Cécile se tourne vers nous.
— Et pour vous montrer que je suis votre conversation, je peux vous dire que cette situation a été décrite et conceptualisée, notamment par un auteur américain qui n'est pas un gauchiste invétéré. Il y a déjà longtemps, il a écrit un ouvrage à ce sujet, « *Ce que l'argent ne saurait acheter* » : il s'agit de Michael J. Sandel[1].
— On a toujours besoin d'une intello de gauche pour élever le débat, s'emporte Paul, surtout quand il s'agit d'un débat entre gestionnaires hospitaliers. Mais le marché a fait ses preuves pour apporter plus de bien-être !
Et on sait où conduit la contestation du libéralisme.
— S'il te plaît, Paul, laisse-moi poursuivre, s'écrie Cécile, Michael J. Sandel ne conteste pas les vertus du marché, il en démontre simplement les limites ; il estime, notamment, que le fait de mettre un bien dans le marché en change la nature, le corrompt. Cette mise sur le marché n'est pas une opération neutre pour l'objet ou le service concerné. Je pense que le soin en est un bon exemple et tout ce que vous dites le démontre clairement.

---

[1]« *What money can't buy: the moral limits of markets*" – 2012 - Michael J. Sandel, philosophe, professeur à Harvard.

— Bon, je résume, dis-je, nous avançons : les mots, le langage, la technique, l'argent, le marché... Je voudrais ajouter un autre élément : la distanciation avec le malade. Je suis frappé par le fait que beaucoup d'évolutions qu'a connues l'hôpital se traduisent par une mise à distance du malade. Combien de médecins ont rêvé de ne plus être en contact direct avec le malade, mais de le soigner, je n'ose employer ce terme, par délégation, à distance. J'ai pu constater que la progression dans la hiérarchie hospitalière d'un groupe donné de médecins se manifeste souvent par la capacité de ce groupe à s'organiser pour minimiser le temps de contact avec le malade ; la technologie mise en œuvre sert alors d'alibi, la E-santé étant l'aboutissement de ce mouvement.

Le collaborateur de Thibault au CHU de Caen, en charge de l'évolution du Traitement Algorithmique Automatisé par un volet E-santé, théorise parfaitement cette propension. Je pense que cette distanciation est nécessaire à la mise en œuvre des politiques de santé que nous connaissons aujourd'hui, sinon elles deviendraient insupportables pour les acteurs du soin.

Mais reconnaissons que cette évolution a commencé il y a bien longtemps.

— Pour revenir à l'argent, relève François, on n'a pas attendu les écrits d'un professeur de Harvard pour être alerté sur ce risque. Un certain Jésus de Nazareth chassait déjà les marchands du Temple, il y a plus de deux mille ans, en disant : *« vous ne pouvez servir deux maîtres à la fois, Dieu et l'argent »*.

J'ai quelquefois tendance à penser que *l'hôpital* est une sorte de temple laïc. En tous cas, c'est comme cela que je l'ai imaginé, que je l'ai rêvé.

J'approuve la remarque de François.

— Oui, les préoccupations financières sont peu compatibles avec l'idéal qui anime les soignants. La rareté

des moyens disponibles et la nécessité de gérer au mieux les sommes que la collectivité consacre à la santé sont, bien sûr, des contraintes, mais si l'argent devient la mesure et le moteur de l'action, celle-ci perd sa signification et toutes les dérives sont possibles.
Paul s'inscrit en faux.
— Je le redis, au risque de passer pour radoteur, l'hôpital ne peut pas fonctionner en dehors de la société au sein de laquelle il déploie ses services ! Il ne fonctionne pas en apesanteur ! Et bien plus, il bénéficie des progrès de cette même société.
Je poursuis :
— Paul, j'ai bien dit que les caractéristiques d'une société, à un moment donné, imposent des contraintes, et que l'hôpital doit les intégrer comme un paramètre externe de son fonctionnement ; mais elles ne doivent pas interférer avec sa dynamique propre.
Je plaide pour un certain confinement de l'hôpital puisque ce mot devient à la mode.
Il y a un domaine qui a été aussi particulièrement impacté par ce mouvement, c'est la recherche.
Lorsque le maître-mot devient « il faut valoriser la recherche » et que la création d'une startup constitue la consécration suprême ravalant les distinctions académiques au rang de breloques d'un autre âge, on est nécessairement dans un monde différent.
Paul n'est pas convaincu.
— Je reconnais dans tes réflexions les reliquats d'un modèle social qui ne fait pas confiance en l'homme, qui, sous le prétexte de poursuivre l'avènement d'une société idéale, nous amène vers un monde de coercition où l'individu ne peut plus s'épanouir, créer, inventer... un modèle social qui produit une régression sociale.

J'ajoute que ce modèle trouve son fondement dans une vision fausse de l'argent véhiculée par le christianisme, ou plutôt le jansénisme, celui du XIXe siècle.
Cette vision de l'homme et de la société idéale n'est pas la mienne.

Claudie s'extrait de son aparté avec Cécile et Viviane :
— La question fondamentale, à mon sens, est de savoir si *l'institution-hôpital*, compte tenu de son objet, et sans porter de jugement sur un modèle de société existant par ailleurs, doit, ou plutôt, peut être préservé de ce qui peut affaiblir ses valeurs propres. N'oubliez pas l'exemple que citait Cécile tout à l'heure : on ne met pas impunément un bien ou un service dans le domaine du marché ; malgré toutes les précautions prises, ce bien, ce service sera dénaturé.

Paul tire longuement sur sa vieille bouffarde en produisant une volute de fumée qui entoure son visage.
— Ces réflexions sont quand même assez loin de nos préoccupations actuelles. Il y a un monde entre le système hospitalier dans lequel nous avons vécu, même s'il n'était pas parfait, et celui d'aujourd'hui.
Dans votre périple, Claudie et Bruno, avez-vous compris ce qui s'était passé ?
Je me tourne vers Claudie :
— Non, mais je crois qu'il serait intéressant d'enquêter sur la genèse du mouvement qui est aujourd'hui au pouvoir. Quelqu'un comme Louis Enilec pourrait peut-être nous expliquer. Il était proche de ce parti.
— Oui, reprend Claudie ; ce qui nous a frappés, c'est que sa disparition demeure inexpliquée pour tous ses confrères.
— Effectivement, avec Claudie, nous n'avons rien appris à son sujet. C'est vraiment étonnant !

La soirée s'achève autour d'un armagnac de la réserve personnelle de Paul ; nous regagnons les étages de la grande maison qui nous accueille.
Le vent s'est levé et agite les branches sombres des premiers sapins qui bordent la propriété. De gros nuages épars sont rapidement propulsés dans un ciel qui garde encore une luminosité blafarde. La lune, au gré de passages de nuages, disparaît et réapparaît selon un rythme rapide.
Qui gagnera ce combat de la lumière ?
Est-ce que la force du vent sera suffisante pour permettre à notre astre nocturne d'éclairer ce monde décidément bien sombre ?

- Chapitre 16 -

Scènes de confinement

La maison de Paul, résidence qui nous est désormais assignée, est devenue une île où notre embarcation endommagée par ce terrible virus a dû s'échouer.
Il y a, bien entendu, pire lieu d'accostage en urgence et la vie s'organise rapidement. Les premières semaines ont un certain goût d'aventure, comme si nous participions à une expérience hors normes; une légère euphorie s'installe. Nous avons le sentiment de vivre une situation pour laquelle même les deux dernières guerres mondiales ne nous donnent pas de référence exploitable. L'appel à la mémoire de nos aïeux ne nous est d'aucun secours.
Nous sommes les premiers hommes, de mémoire collective utilisable par tout un chacun, à devoir vivre en nous protégeant de cet environnement qui, habituellement, donne saveur à nos activités, en nous défiant des autres humains dont la fréquentation, d'ordinaire, enchante notre vie.
La situation est d'autant plus étrange que ce danger est diffus, invisible, impalpable à l'échelle de nos seuls sens, mais permanent.
Notre monde, celui que nous avons apprivoisé, que nous avons façonné, celui dans lequel nous avons créé des protections, des zones de sécurité, des lieux de secours, est subitement devenu hostile, inhospitalier.
Le commissaire de quartier pourvoit à nos besoins essentiels et la maison de campagne de Paul recèle des ressources qui nous permettent d'améliorer l'ordinaire.
La réserve de salaisons, de conserves maison de produits locaux et la cave à vin nous apportent, tout au moins au début de notre vie de naufragés, un sentiment d'abondance

et nous aident grandement à supporter les contraintes du confinement.
Nos journées sont, bien entendu, rythmées par les bulletins d'information et les déclarations des pouvoirs publics qui, au tout début, suscitent notre curiosité, mais que nous n'écoutons bientôt plus que machinalement.
C'est ainsi que nous apprenons qu'une dérogation de déplacement est accordée systématiquement à tout patient qui, ayant été l'objet d'un refus de soin à la suite de l'application du SIME, a accepté la proposition de pèlerinage.
L'épiscopat a fait une déclaration pour faire part de son incompréhension devant l'interdiction de célébration de tout culte alors que les déplacements de malades sont autorisés.
Vous voyez, a commenté François, ce pouvoir n'a, bien sûr, que faire de l'exercice du culte à Lourdes ou ailleurs ; ce qui l'intéresse, c'est de proposer une alternative aux soins coûteux. Il utilise le sentiment religieux, ou tout simplement la détresse des malades.
J'ai répondu que c'était évident, mais que ce que nous avions vu à Lourdes auprès d'Emmanuel était aussi un signe de la persistance de notre humanité, et qu'il nous avait persuadés que ce n'était pas une action vaine.
L'énoncé quotidien du nombre de décès qui, au début, nous inspirait une réelle émotion, un certain effroi même, perd au fil des jours toute signification. Ces chiffres, qui nous agressaient par leur brutalité, nous deviennent abstraits, lointains et nous fuyons instinctivement les reportages sur les urgences ou les services de réanimation.
Cette météo du front de l'épidémie nous devient indifférente ; nous voulons passer à autre chose, essayer de vivre dans l'espace qui nous est donné, nous trouver des raisons d'exister, d'espérer.

Notre horizon est certes géographiquement limité, mais il ne peut pas, de plus, être borné par une litanie journalière de chiffres macabres. Nous devons nous créer d'autres perspectives, des décors plus riants où nous pourrons nous projeter.

Chacun, après quelques jours de tâtonnements, a trouvé son moyen d'évasion.
Paul cultive son jardin comme s'il pouvait, à son niveau, travailler, modeler la nature envahie par cet ennemi invisible, pour qu'elle continue à produire des fruits sains.
Viviane, elle, se consacre principalement aux travaux ménagers, retrouvant dans des gestes ancestraux des réflexes de vie.
François a aménagé un lieu de prière dans une pièce à l'étage, où il se retire régulièrement afin de se mettre en relation avec ce Dieu qui paraît aujourd'hui si lointain.
Claudie dévore la collection de romans de Viviane et Paul, cherchant dans la description des sentiments éternels de l'homme des raisons d'espérer.
Cécile s'adonne à la méditation et occupe de temps à autre, pour ses séances de yoga, une pièce à l'étage.
Pour tous, la bibliothèque familiale dont Paul et Viviane nous ont ouvert l'accès, nous témoignant par là une marque insigne de confiance, est un précieux recours.
La découverte de la somme de livres amassés pendant une vie est toujours un moment d'émotion, une effraction dans l'intime, qui en dit plus sur les hommes que les biographies les plus étoffées.
On y trouve souvent des livres n'ayant jamais été effleurés par les moindres doigts, des livres sans vie ; cadeaux de circonstances, ils semblent attendre que quelqu'un leur donne une âme, une raison d'exister, à l'étroit sur les rayonnages inconfortables.

Les prix littéraires en font souvent partie, comme si d'achats obligatoires, ils étaient devenus de simples éléments de décoration.
Il en est d'autres qui, tels des objets domestiques indispensables, semblent avoir accompagné leurs propriétaires dans les moments de solitude, de désarroi, de choix de vie; leur tranche est souvent abîmée, écornée, patinée, jaunie, comme le visage de vieillards édentés et brûlés par le soleil qui livreraient les secrets de leur existence. Ils sont le plus souvent annotés, portent des dates ou des signes cabalistiques incompréhensibles au nouveau lecteur qui ajoutent à l'épaisseur du mystère dont ils sont auréolés ; comme si le premier lecteur avait voulu les rendre complices de ses états d'âme, se les approprier, les dévorer, les intégrer dans sa propre vie.
D'œuvres littéraires, ils sont devenus témoins de vie.
La bibliothèque de Viviane et Paul ne déroge pas à la règle.
Comme il se doit, elle contient un rayon conséquent dédié à l'hôpital, un autre au droit public, les ouvrages obligés sur le management hospitalier, mais aussi de nombreux volumes sur l'histoire de l'hôpital témoignant de son intemporalité.
Mais les rayons les plus fournis sont ceux qui reçoivent les romans, classés par ordre alphabétique d'auteur; en bas de la bibliothèque, ceux édités dans la collection du Livre de poche, tous quasi identiques, qui constituent les bataillons de fantassins de cette armée de la connaissance littéraire; en haut, ceux publiés en édition originale, dont la couverture bistre est parfois agrémentée du bandeau rouge qui servait de texte d'appel en librairie; dans la zone centrale, quelques exemplaires de textes édités aux éditions de La Pléiade, tels de riches chefs de guerre, sans lesquels toute bibliothèque serait sans relief.

Claudie a jeté son dévolu sur « *La peste écarlate* » un ouvrage méconnu de Jack London, attirée vraisemblablement par le titre en cette période de confinement ; le thème central est la description apocalyptique d'un monde survivant à une épidémie virale.
Je poursuis, pour ma part, la lecture de « *La peste* » d'Albert Camus.

Lors d'une énième intervention, le Premier ministre décline les mesures gouvernementales du plan de lutte contre le virus.
C'est ainsi que nous apprenons que la carte d'identité à points est remplacée par une puce que tout citoyen devra porter sous la peau, procédé jugé plus fiable. Des brigades sont chargées de cette pose dans chaque grande ville et des équipes itinérantes parcourent les cantons à cet effet. Elles sont habillées d'une tenue bleu sombre et disposent d'un pouvoir de police dite « sanitaire » afin de mener à bien leur mission. Le dispositif d'immatriculation sanitaire est évolutif ; au-delà des éléments initialement prévus dans la carte à points, il comporte des zones d'informations complémentaires sur l'état sanitaire du citoyen, qui seront progressivement renseignées lors de tout contact avec les services de santé.
Un soir, le nouveau directeur général de la Santé, informaticien de formation, l'ancien ayant été limogé pour « *manquements répétés à la lutte contre la crise et démoralisation des citoyens* » selon le communiqué officiel, nous informe que les chercheurs en France se consacrent désormais à l'étude des seules souches virales répertoriées sur les non-nationaux.
Le lendemain, nous apprenons par la voix du ministre de l'Intérieur que toutes les chaînes d'information en continu sont désormais nationalisées « *afin qu'elles puissent*

participer efficacement à la lutte que conduisent les travailleurs contre cette catastrophe sanitaire ».
Les soirées autour de la cheminée de granit de la vieille maison, sont l'occasion d'échanger sur nos lectures respectives, de porter à la connaissance de tous, les passages qui nous semblent significatifs pour la période que nous vivons.
Ce soir, Claudie nous livre ce passage de *« La peste écarlate »*[1] :
— « *Le flot de la vie primitive est revenu sur lui-même, balayant l'œuvre humaine ... Ce fut un écroulement total, absolu, conclut l'ancêtre. Dix mille années de culture et de civilisation s'évaporèrent comme l'écume, en un clin d'œil.* »
Je me distrais un moment de la lecture de *« La peste »* de Camus :
— Dans l'ouvrage de Jack London, du fait d'un virus, les hommes et leur civilisation ont disparu de la surface de la terre, à part quelques individus qui ont survécu; mais tu sais, dans « La Peste » de Camus, les humains n'ont pas totalement disparu, mais ceux qui survivent sont désemparés.
Je lis à voix haute :
— « *Les fléaux, en effet, sont une chose commune, mais on croit difficilement aux fléaux lorsqu'ils vous tombent sur la tête. Il y a eu dans le monde autant de pestes que de guerres. Et pourtant pestes et guerres trouvent les gens toujours aussi dépourvus.* »
Et le virus dont parle Camus peut revenir en dehors de toute épidémie.
Et nous qui pensions que tout cela était révolu !

Je ne peux terminer ma phrase, interrompu par la sonnerie de mon téléphone portable.

---

[1]*La peste écarlate* : Jack London -1912 -

— Allo !
— ...
— Nous sommes confinés dans le Cantal chez Paul et Viviane.
— ...
— Lundi ?
— ...
— Et pour l'autorisation de déplacement ?
— ...
— Entendu, je serai à Lourdes en fin d'après-midi.

Je repose mon portable sur la table basse.
— Emmanuel me propose de le rejoindre à Lourdes ; il a quelque chose d'important à me dire, il veut que je vienne seul. Il va me faire parvenir une autorisation spéciale de déplacement qu'il a pu obtenir.

- Chapitre 17 -

L'appel d'Emmanuel

Le trajet jusqu'à Lourdes me paraît extrêmement court. L'autoroute n'est fréquentée que par des convois militaires et de police ainsi que par des véhicules des services de santé et des nouvelles brigades sanitaires.
Je subis plusieurs contrôles aux entrées et sorties d'autoroute et à chaque fois, mon sésame, « *Mission spéciale pour le compte du service de l'Intégrité physique des personnes* », portant la signature du préfet de Tarbes, me permet de franchir les barrages sans encombre.
Seul dans mon véhicule, je m'interroge :
Pourquoi Emmanuel veut-il me rencontrer en urgence ? Qu'a-t-il de si important à me dire ?
Souhaite-t-il me confier une mission particulière ?
Je laisse mon esprit vagabonder. Les événements de ces derniers mois ont été si bouleversants !
J'apprends par la radio que le département de la Lozère est le seul dans lequel aucun décès consécutif à l'épidémie n'est à déplorer. Nous aurions dû rester dans cette retraite, retirés du monde.
Intuitivement, je savais que le mode de vie dans ces vallées constituait une mesure-barrière efficace contre le virus, contre tous les virus qui peuvent affecter l'homme.

Arrivé aux alentours de Lourdes, la circulation s'intensifie et des cordons de policiers contrôlent l'accès à la ville et limitent le nombre de véhicules pouvant pénétrer, en fonction des tranches horaires; un afficheur autoroutier indique le temps d'attente.
Je me dirige en direction de l'hôtel de la Grotte où j'ai pu réserver une chambre grâce à l'intervention d'Emmanuel.

L'établissement connaît une affluence inhabituelle. A la clientèle VIP qui, traditionnellement, le caractérise s'est substituée celle de nombreux malades que les hospitaliers transfèrent sur fauteuils roulants. Un masque m'est remis à l'entrée et je suis invité à me désinfecter les mains à l'aide d'une solution hydro-alcoolique.
L'ambiance me rappelle les images de l'hôtel Lutétia à la libération lorsqu'il recevait les prisonniers de retour d'Allemagne.
Je ne m'attarde pas et rejoins Emmanuel au domaine des sanctuaires.
Je descends la rue de la Grotte qui comporte deux files de circulation pour les piétons, délimitées par des barrières métalliques. De nombreux policiers font respecter les distances entre les passants qui, désormais, ne peuvent plus accéder aux magasins. Cependant, des distributeurs proposent de menus objets-souvenirs. Le bruit des drones qui, tels de gros insectes menaçants, surveillent l'écoulement du flux de pèlerins, n'est interrompu, de temps à autre, que par le son d'un haut-parleur rappelant les règles de distanciation physique à observer.
La cité mariale ressemble à un vaste camp d'internement.

— Je suis heureux que tu sois venu, me déclare Emmanuel.
Ce que je vais te dire est extrêmement important, et tu dois garder strictement pour toi tout ce que tu vas apprendre ce soir.
Une fois la nuit tombée, nous irons ensemble à la maison des Chapelains ; je vais te faire rencontrer Louis Enilec ... oui, le professeur Louis Enilec, celui que nous avons connu au CHU de Caen.
Je reste sans voix :
— ... Le professeur Enilec, chez les Chapelains de Lourdes ?

— Oui, c'est une longue et très curieuse histoire.
Tu vas enfin savoir pourquoi et comment nous en sommes arrivés à la situation que connaissent les hôpitaux aujourd'hui.
Mais si je t'ai fait venir, c'est aussi parce que je veux te proposer quelque chose, j'ai besoin de toi. Nous avons besoin de toi.
Je ne t'en dis pas plus pour l'instant.
Rendez-vous ce soir à 22 h devant la maison des Chapelains.
— J'y serai.

- Chapitre 18 -

Révélations

Comme convenu, mais avec un quart d'heure d'avance, je me présente devant la demeure des Chapelains. C'est un bâtiment grisâtre, typique de l'architecture éclectique lourdaise de la fin du XIXe siècle; les fenêtres et les lucarnes du toit de style néo-médiéval lui donnent l'apparence d'un manoir irlandais.

Emmanuel me rejoint alors que mon regard est attiré par des nuages de fumée qui se détachent sur un fond de ciel clair en provenance de la colline de Bartrès.

— Dis-moi, Emmanuel, d'où proviennent ces fumées que l'on aperçoit ? On dirait qu'elles émanent du lac de Lourdes.

— Oui, elles proviennent bien des abords du lac.

La municipalité a dû installer plusieurs crématoriums en dehors de la cité, qui fonctionnent pendant la nuit. Le cimetière de l'Égalité qui est le cimetière principal de la commune ne permet plus de faire face aux besoins ; le nombre de décès dans la ville a crû de façon exponentielle avec l'afflux des patients victimes de l'épidémie.

Nos moyens en réanimation sont ridicules, c'est une tragédie ! Lourdes est devenu l'épicentre de la crise !

Nous pénétrons dans la maison ; Emmanuel me précède en direction du salon du rez-de-chaussée.

Au bout de la pièce, dans la pénombre, se tient un vieux monsieur, sous les traits duquel je reconnais le professeur Louis Enilec ; son allure a certes changé, son visage s'est creusé, mais ses yeux d'un vert intense toujours aussi mobiles, sous des paupières alourdies, ne me laissent aucun doute ; il s'agit bien du chef de service des moines-

soldats de l'Institut de génétique et de biologie moléculaire et cellulaire du CHU de Caen.
Nous nous avançons lentement et sous nos pas, les lames du parquet émettent de légers craquements qui, dans cette pièce peu éclairée, amplifient le caractère inquiétant de la scène.
Louis Enilec nous fait asseoir à bonne distance afin de respecter les mesures barrières imposées par l'épidémie.
— Soyons prudents par les temps qui courent… la situation est suffisamment grave, dit-il en se tournant vers nous.
Bonjour, Bruno. J'ai un souvenir assez lointain de notre période commune au CHU de Caen, mais Emmanuel m'a longuement parlé de vous ; il m'a convaincu de vous faire partager le lourd secret dont il est actuellement un des rares détenteurs.
Mon exposé sera long.
Je vous demande de préserver strictement la confidentialité de ce que je vais vous révéler.
Vous trouverez sur la petite table des boissons et des fruits.

Le professeur Louis Enilec se recale sur sa chaise et prend sa tête entre les mains.
— Pour bien vous faire comprendre le contexte et les raisons du parcours que je vais décrire, je dois entrer dans les détails. Je ne cherche pas à me justifier, je décris simplement ce qui s'est passé.

J'ai effectué mes études secondaires au lycée Saint-François de Sales à Alençon, lycée bien connu des lecteurs de Michel Tournier.
Mes parents avaient une vie compliquée et la solution du pensionnat s'est naturellement imposée. La vie d'internat pour un enfant de onze ans n'est pas toujours facile et j'ai

gardé de ces années, outre le goût du travail, une certaine rigueur, une austérité qui ne m'a jamais réellement quitté.
Cette vie collective imposée, en l'absence de repères parentaux quotidiens et dans cette période critique de l'adolescence, m'a brutalement plongé dans une microsociété où la perception des enjeux sociaux et d'organisation des pouvoirs m'est devenue particulièrement aigüe. Ainsi, dans ce contexte favorable à l'échafaudage des projets les plus démesurés, nous étions un groupe d'élèves très sensibilisés aux théories sociales.
Mon année de philosophie fut marquée par un professeur qui vouait une vive admiration à Joseph de Maistre[1].
Subjugué par le romantisme de ce personnage qui alliait le secret de la franc-maçonnerie et la croyance en la toute-puissance de la providence en action dans la société, je découvrais que le corps politique primait sur l'individu.
Avec notre groupe de camarades, nous consacrions nos loisirs, les contraintes de l'internat aidant, à approfondir ces questions ; nous nous projetions dans la vie active en voulant contribuer à réformer radicalement une société qui nous paraissait loin de nos idéaux.
Combien de vocations révolutionnaires ou contre-révolutionnaires sont-elles ainsi nées de discussions enfiévrées d'adolescents dans le huis-clos d'un pensionnat ?
C'est dans ce contexte que je découvris Charles Maurras et que j'adhérai à son positivisme inspiré par Auguste Comte: son discours politique fondé sur la biologie me séduisait : on ne devait pas contrarier la sélection naturelle, sous peine d'affaiblir durablement la société.
Dans le confinement de notre internat, ces thématiques nous semblaient avoir fait l'objet d'une condamnation

[1]Historien et philosophe né en Savoie en 1753, un des pères de la pensée contre-révolutionnaire, franc-maçon.

sans appel et d'un rejet par les élites, sous l'influence des mouvements d'idées inspirés par le communisme.
Il nous appartenait de les remettre à l'honneur.
Aussi, c'est tout naturellement que la médecine m'est apparue comme la discipline idéale pour concilier mon goût pour les sciences et ma volonté de transformation sociale.
En 1967, j'ai intégré la faculté de médecine de Caen.
Il n'y avait pas encore la tour Côte-de-Nacre et l'hôpital Clemenceau qui jouxtait l'Abbaye aux Dames regroupait l'ensemble des services de court séjour.
Comme vous le savez, la ville de Caen fut, dès les premiers mois de 1968, le théâtre de mouvements sociaux importants associant aux étudiants les ouvriers des usines métallurgiques et de construction mécanique.
Certains considèrent que le mouvement de mai 1968 est né dans cette ville.
La faculté de Lettres fut un foyer de contestation majeur ; elle fonctionna pendant plusieurs mois dans le cadre d'une autonomie révolutionnaire.
Au sein de la faculté de médecine, vous vous en doutez, la situation était beaucoup plus calme et j'observais à distance ces mouvements qui témoignaient pour moi de la faillite de l'organisation de la société.
Nous avions pris l'habitude, avec quelques amis, de nous réunir dans le blockhaus construit sous le tumulus du parc de l'Abbaye aux Dames ; ce lieu avait été attribué aux étudiants par la direction du CHU pour abriter les répétitions de l'orchestre rattaché à la faculté de médecine.
En fait, il s'agissait surtout pour nous de poursuivre en toute discrétion notre réflexion sur la société.
Le fait que ce tumulus comportât en son sommet un arbre où, selon la tradition, Charlotte Corday, alors hébergée à l'Abbaye aux Dames, serait venue se recueillir avant de

partir assassiner à Paris le révolutionnaire Marat, ne pouvait pas nous laisser indifférents.
Cette évocation historique contribuait à notre exaltation collective, mais malgré les tentatives de certains pour nous entraîner dans des opérations commandos de représailles auprès des révolutionnaires de la faculté de Lettres, nous ne sommes jamais passés à l'action.
Notre démarche était plus intellectuelle.
Nous savions que le rapport de forces ne nous était pas favorable et qu'il y avait mieux à faire pour préparer l'avenir que d'aller faire le coup de poing avec l'extrême gauche.
Notre groupe était persuadé qu'un long travail dans la clandestinité précéderait l'aboutissement de nos idées.
Le calme étant revenu, j'ai poursuivi mes études, tout en approfondissant avec ce groupe d'amis, la théorisation de la société idéale.
En parallèle, et avec la même volonté, nous étions assidus aux travaux de notre conférence d'internat et après plusieurs tentatives, nous avons été un certain nombre à intégrer l'internat de Paris.
L'approfondissement de la biologie et de la génétique constituait pour moi un outil de référence pour asseoir nos principes d'organisation sociale sur des sciences dures ; mettre au service de nos idées la science me paraissait être l'apport essentiel que je pouvais faire à notre groupe de pensée.
Désormais, au contact des milieux parisiens d'extrême droite, nous pouvions enrichir notre réflexion, nous développer et constituer une force militante d'importance.
Personnellement, je participais activement aux travaux du cercle de la Pendule et je me passionnais pour le darwinisme social[1].

---

[1]Application des principes de la sélection naturelle selon Charles Darwin (1809-1882) à la société humaine.

Souhaitant vivre en Normandie, j'ai choisi un poste d'agrégé à Caen, ville qui offrait de nombreuses opportunités à la faveur du développement de cette petite faculté de médecine et du dynamisme accompagnant l'ouverture du nouveau complexe universitaire et sanitaire Côte-de-Nacre.
Je fis partie des nombreux parisiens qui vinrent constituer l'encadrement universitaire de ce nouveau CHU.
Outre les raisons géographiques, mon choix fut aussi dicté par la possibilité de constituer une équipe totalement nouvelle et ainsi de pouvoir m'entourer de fidèles collaborateurs qui partageaient mes idées.
Lucien Tétaber, le secrétaire d'état à la Réparation corporelle, était mon jeune assistant.
L'installation de notre unité de génétique et de biologie moléculaire et cellulaire sur un demi-niveau de cette tour de vingt-trois étages fut un moment exaltant ; ceci d'autant plus que nous jouissions d'une très grande liberté, liberté que nous n'aurions jamais pu avoir dans un CHU bénéficiant d'une tradition scientifique plus reconnue.
Le cadre manquait certes de prestige, mais les possibilités de travailler en toute discrétion et autonomie se révélaient immenses.
Les déplacements professionnels à Paris me permettaient de garder un lien avec mes camarades restés dans la capitale, et c'est ainsi que j'ai participé à la fondation du mouvement Réflexion Nouvelle qui regroupait différents comités de pensées philosophiques, sociétales, économiques ou politiques informels.
Le terme de mouvement était d'ailleurs abusif car notre organisation n'avait aucun caractère public et ne s'assimilait pas à un mouvement politique.
Il s'agissait plutôt de la fédération de cellules de réflexion indépendantes mais non autonomes qui pouvaient, pour

certaines, afficher des objectifs scientifiques ou culturels ou, pour d'autres, rester totalement secrètes, en fonction de la mission qui leur était assignée.
Ces différentes cellules travaillaient, en fait, sur la base de missions précises s'inscrivant dans un canevas général piloté par les responsables de l'organisation.
Durant ces années de maturation idéologique, notre groupe connut une évolution importante vers un antichristianisme radical.
Nous mettions en relief le lien entre l'affaiblissement de nos sociétés occidentales et la diffusion du mouvement d'idées issues du christianisme ; il nous apparaissait de plus en plus clairement que la religion chrétienne, par son caractère sémite et oriental, était venue pervertir l'esprit positif et scientifique qui, pour nous, était le propre de l'Occident ; lui seul pouvait constituer le fondement de toute réflexion progressiste sur l'organisation et l'évolution de la société.
Les théories de Nietzsche, selon lesquelles « *les faibles et les ratés doivent périr"*, même si nous ne les prenions pas au premier degré, avaient pour nous l'intérêt d'illustrer le fait que les bons sentiments, que l'aide aux plus faibles, ne peuvent pas servir de fondement à une société qui doit lutter pour assurer au minimum sa survivance, et au mieux, sa prééminence.
Pour nous, l'homme en société devait s'affranchir d'une doctrine morale qui promet le bonheur aux faibles avec des théories telles que *"heureux les affligés, car ils seront consolés"*.
On ne devait pas promouvoir des comportements contraires à l'instinct de survie, sauf à provoquer la décadence de la civilisation.
La religion chrétienne était, pour nous, intrinsèquement perméable aux conceptions marxistes de la société ; bien plus, elle en constituait la matrice ; c'est elle qui, réduite à

un simple humanisme, promeut une société terrestre au profit des plus pauvres, des plus déshérités, des plus faibles, et donc au détriment des plus forts, des plus intelligents.

La maxime de Joseph de Maistre selon laquelle *« L'évangile hors de l'Église est un poison »* que nous rappelait mon professeur de philosophie, prenait pour moi tout son sens.

Certains de nos groupes développaient une exaltation du surhomme, devenu un quasi-Dieu. Ce surhomme, il fallait créer les conditions de son développement et recourir si nécessaire à la science, à la biologie, pour corriger ses faiblesses et augmenter ses performances.

Il existait aussi au sein de notre organisation, une équipe de sociobiologistes qui travaillaient sur l'origine génétique des comportements en société et l'influence de la sélection naturelle sur ces comportements. En poursuivant les thèmes de recherche de Darwin, ils avaient pour mission de démontrer comment le penchant à l'altruisme qui diminue la capacité des sociétés à s'adapter peut évoluer par sélection naturelle.

D'autres groupes plus minoritaires et plus axés sur l'exaltation du corps organisaient des camps de survie où les techniques de combat ou de résistance en milieu hostile étaient enseignées.

Notre organisation, contrairement à d'autres groupes d'extrême droite qui, souvent composés d'individus en rupture sociale conduits par des tribuns exaltés, ont une durée de vie éphémère, se caractérisait par l'observation de principes rigoureux, gages de la réussite de notre projet à long terme.

Il s'agissait de favoriser l'émergence d'un ordre nouveau durable, susceptible de redonner à notre pays, et plus globalement aux nations occidentales, la prééminence perdue.

Alors que j'avais obtenu une reconnaissance universitaire grâce à mes travaux au sein de l'Institut de génétique et de biologie moléculaire et cellulaire, les instances centrales de notre organisation me confièrent une mission particulièrement sensible qui demandait à être conduite dans un secret absolu.
En effet, la synthèse des travaux de nos cellules de réflexion faisait clairement apparaître que l'obstacle majeur à la redynamisation de notre société occidentale était l'ancrage dans la conscience humaine du devoir de venir en aide à celui qui est malade, à celui qui est dans le besoin.
Les travaux de nos camarades sociologues, économistes et psychologues démontraient unanimement que cette propension spécialement développée chez l'homme occidental avait des effets délétères sur la puissance et l'efficacité de nos nations.
Des recherches à la fois historiques et scientifiques établissaient que cette caractéristique pernicieuse trouvait, notamment, son origine dans le développement du christianisme et de toutes les philosophies qui, bien que dénuées de toute dimension spirituelle, s'en inspiraient.
Il était ainsi prouvé que le monde romain ne s'était pas affaibli pour finalement disparaître, à cause de l'utilisation massive du plomb, comme on le pense parfois, mais qu'il avait été détruit par les idées et les valeurs véhiculées par cette religion des esclaves.
Par ailleurs, les développements récents de la génétique et plus spécifiquement de l'épigénétique, donnaient des arguments à ceux qui pensaient que l'on pouvait réconcilier les sciences dures et les sciences sociales ; il était désormais possible d'agir par l'un ou l'autre de ces outils pour changer la nature de l'homme et influencer durablement l'évolution de la société. Le mouvement des

idées nécessairement lent pouvait être complété, voire remplacé, par des manipulations biologiques.
Au vu de ce substrat scientifique et idéologique, la mission précise qui était attribuée à notre cellule était de valider l'hypothèse de l'utilisation d'une molécule pour éradiquer dans le cerveau humain cette propension à vouloir aider celui qui est malade, et plus globalement, toute inclination pour l'assistance aux plus faibles.
Cette éradication devait être efficace chez les sujets traités, mais aussi sur leurs descendants en accélérant le processus épigénétique.

Louis Enilec s'interrompt pour reprendre son souffle.
— Oui, je sais, tout cela doit vous paraître effroyable, mais je vous adjure de croire en la vérité de ce témoignage. L'homme est capable des pires monstruosités lorsqu'un certain nombre de repères s'estompent. Remémorez-vous les atrocités de la Seconde Guerre mondiale, les camps d'extermination, les expérimentations médicales qui étaient conduites…
Je continue : sur le papier, le schéma était simple, mais tout était à faire.
Cette mission s'inscrivait dans un projet plus large dont elle n'était qu'un élément, certes important et nécessaire, mais qui ne prenait tout son sens que dans la mise en œuvre globale de notre projet.
L'édification de notre société nouvelle ne pouvait réussir que si nous étions capables de mettre aux postes-clés de l'organisation sociale le plus grand nombre possible de sujets transformés par ces manipulations biologiques.
Il était rapidement apparu aux concepteurs du projet politique global que la première cible devait être l'hôpital public. En effet, *l'hôpital* et plus globalement, l'organisation de la santé dans notre société, était considéré comme l'expression la plus aboutie de ce

penchant de l'être humain qui conduisait notre nation à sa perte.
Il était essentiel de détruire *l'hôpital* en tant que symbole dans la société pour le ramener à une fonction de distribution de soins, neutre au plan des valeurs et n'affectant pas les comportements humains.
La destruction de *l'institution-hôpital* que nous avions programmée nécessitait l'infiltration par des « hommes transformés », des circuits de décision importants au cœur du ministère de la Santé et au sein des communautés de professionnels de santé.
Le plan consistait à cibler dans les facultés de médecine les sujets les plus brillants, ceux qui plus tard seraient des influenceurs majeurs, pour en faire des acteurs de notre cause.
Vous noterez qu'en agissant ainsi, nous ne faisions qu'utiliser les méthodes de certains laboratoires pharmaceutiques auprès des étudiants en médecine, méthodes qui avaient fait leurs preuves…
Étaient également ciblés les chercheurs des différents organismes de recherche ainsi que les cadres de direction des hôpitaux.
La fédération des cliniques commerciales (FCC) constituait une cible particulière car elle était un outil militant particulièrement efficace.
Mais tout cela, je le répète, n'était qu'un plan très théorique et la réussite du projet reposait sur ma seule équipe scientifique qui devait mettre au point cette molécule et procéder aux essais cliniques.
Nous nous sommes donc mis au travail ; les membres de mon laboratoire de recherche et de mon unité d'essais de phases précoces étaient galvanisés par l'ambition du projet.
J'avais adjoint à mon équipe de scientifiques experts des sciences dures, des spécialistes des sciences du

comportement humain, diplômés en psychologie sociale et comportementale ; leur présence aurait pu apparaître incongrue, compte tenu des thèmes de recherche que j'étais censé développer, mais elle était, comme vous vous en doutez, essentielle au regard de nos vrais objectifs.
Louis Enilec lève les yeux et je peux entrevoir un éclair malicieux qui anime son visage sombre :
— J'avais convaincu les responsables scientifiques et universitaires locaux en me servant opportunément de l'engouement, que vous avez connu, de nos responsables pour l'association des sciences humaines et sociales aux projets de recherche en santé.
Louis Enilec plonge à nouveau son regard sur sa poitrine.
— Nos travaux n'avançaient guère et nous étions régulièrement obligés de publier quelques productions scientifiques dans l'air du temps, pour continuer à bénéficier des crédits nécessaires à notre fonctionnement. Je dois avouer, pour être honnête, que cette production alimentaire était facilitée par la présence dans différents comités de lecture de scientifiques membres de notre mouvement et soucieux de nous aider.
Une partie importante de notre temps était aussi consacrée à maintenir méticuleusement le secret de nos travaux : cela demandait une vigilance de tous les instants et nous nous soumettions à des procédures très strictes.
Bruno, vous aviez peut-être été amené à connaître l'épisode de l'autonomisation de notre système informatique.
— Oui, je m'en souviens très bien.
— Pour nous, vous le comprenez, c'était un enjeu essentiel.
Tout notre projet aurait pu être mis à mal par l'intégration de nos outils informatiques dans l'organisation générale des activités scientifiques du CHU. Lors de cet épisode,

nous avons mis tout le poids de notre organisation pour conserver la confidentialité de nos travaux.
Après avoir « screené » un nombre important de molécules provenant des banques des principaux groupes pharmaceutiques, sous prétexte de différentes recherches officielles que je conduisais, et après avoir travaillé d'arrache-pied pour mettre au point de nouvelles associations susceptibles de provoquer l'effet recherché, notre équipe était en situation d'échec.
Nos commanditaires s'impatientaient.
C'est alors que je pris connaissance des publications d'un chercheur canadien du campus de l'université McGill[1] dont les travaux consistaient à étudier la construction et l'évolution de la mémoire individuelle et collective des événements traumatiques. Il utilisait une molécule pour effacer le stress post-traumatique chez les personnes ayant été confrontées à des situations extrêmes, notamment chez les soldats de retour d'un théâtre d'opérations.
Le principe consistait à bloquer biologiquement les émotions du patient en agissant sur les zones du cerveau qui activaient le souvenir émotionnel.
Par analogie avec nos recherches, ces travaux m'apparurent comme des pistes sérieuses à étudier. Notre problématique était différente, mais ces publications canadiennes représentaient une ouverture majeure.
J'ai alors scindé notre équipe en deux groupes, l'un en charge de la mise au point d'une molécule susceptible d'avoir une action similaire, et l'autre travaillant sur le protocole de traitement.
Le groupe chargé de la recherche pharmacologique, motivé par ces nouvelles perspectives, ne tarda pas à identifier une molécule qui était susceptible de produire l'effet escompté.
Il s'agissait de l'acide tri-éthyle-di-ester-salicylique.

[1]Université de Montréal, une des plus anciennes du Canada.

Rapidement, entre nous, nous prîmes l'habitude d'utiliser son acronyme et de la nommer l'ATEDESA.
La production avait été confiée à un petit laboratoire au rayonnement assez confidentiel, mais dirigé par un membre de notre organisation ; après plus d'un an de travail, nous avons obtenu les agréments nécessaires au lancement d'un essai chez l'homme ; bien entendu, les dossiers étaient falsifiés quant à l'objectif réel des essais. Nous étions censés travailler sur les récepteurs aux médicaments modificateurs de l'humeur.
Les différentes commissions éthiques sollicitées, le comité local de recherche biologique et translationnelle[1], la commission scientifique centrale de l'INSERM, le conseil universitaire de la recherche, nous avaient, certes, demandé un temps d'instruction important, mais n'avaient pas représenté de réels obstacles. Nous avions établi un dossier conséquent sur les perspectives de valorisation.
Un membre de mon équipe avait suggéré que nous utilisions pour notre essai, l'hospitalité d'une communauté religieuse en rupture avec l'Eglise catholique, dont les responsables partageaient nos objectifs politiques et qui acceptait de mettre à notre disposition un ancien monastère.
Cette solution nous est rapidement apparue comme dangereuse et pour tout dire farfelue ; nous avons préféré utiliser l'unité de phases précoces que j'animais.
Le protocole de traitement consistait, dans un premier temps, à soumettre le patient à des images ou à des situations de pauvreté et de détresse. Ensuite, on lui injectait l'ATEDESA ; une heure plus tard, on le soumettait aux mêmes images de détresse, mais en ajoutant des images d'un soignant ou d'une personne portant assistance. Sous l'effet de la molécule, et alors

---

[1]Discipline scientifique qui vise à traduire en applications concrètes les théories scientifiques et les découvertes de laboratoire.

qu'il était exposé aux situations d'aide, le patient était pris de convulsions ; son cerveau imputait les réactions de son organisme aux scènes d'assistance qui lui devenaient insoutenables.
Le protocole que nous avions mis au point prévoyait une exposition sur une période d'un mois à raison de deux séances par jour.
Les sujets volontaires pour cette expérimentation étaient, bien entendu, des membres de notre organisation qui acceptaient d'aider la science mais surtout notre cause.
Au tout début, les essais se déroulaient plutôt bien ; nous étions confiants dans l'efficacité de notre protocole.
Toutefois, au bout de quelques semaines, nous avons été confrontés à des réactions sévères et nous avons dû constater plusieurs décès.
Louis Enilec se tourne vers moi.
— Bruno, vous devez vous souvenir de cet épisode qui fut un moment particulièrement critique pour notre équipe.
— Oui, je me souviens parfaitement. Nous avions déclaré aux autorités sanitaires plusieurs événements indésirables graves consécutifs, et l'unité avait été fermée temporairement ; des inspections avaient été diligentées. Mais nous avons répondu positivement à tous les processus de contrôle et nous avons pu rouvrir l'unité.
— Nous avions frôlé la fermeture définitive de notre unité, reprend Louis Enilec ; mais pour faire oublier cet épisode, nous avons demandé une certification auprès de la FDA[1], que nous avons obtenue, ce qui a levé les dernières suspicions autour de notre équipe.
Nous avons alors fait remonter auprès des responsables de notre organisation, les difficultés importantes que nous rencontrions. Après un nouvel essai avec des posologies différentes, qui se solda également par des effets

[1]Agence américaine des produits alimentaires et médicamenteux.

indésirables importants, il fut décidé de surseoir momentanément au projet.
Avec mon équipe, nous étions consternés.
Nous étions persuadés d'avoir découvert une voie d'approche prometteuse, mais la société n'accepterait jamais le coût humain que cela représentait.

J'organisai alors une journée de réflexion avec l'équipe pour analyser la situation et tenter de trouver une solution.
C'est dans le cadre d'un séminaire dans le pays d'Auge, au cours d'une séance de travail, que nous prîmes conscience que nous nous étions fourvoyés et qu'une autre voie existait.

Louis Enilec se redresse sur son siège. Il est étonnamment agité. Il s'essuie le front ; il semble ailleurs, parle mécaniquement.
— Je revois la scène comme si c'était hier, j'ai l'impression que les acteurs de ce tournant historique pour le soin, pour *l'hôpital*, sont là, autour de moi…
Le tour de table avait permis aux différents chercheurs des sciences dures de s'exprimer. Ils avaient présenté en détail tous les cahiers d'observation des effets indésirables de l'ATEDESA.
La conclusion s'imposait ; cette molécule, après un certain temps de diffusion dans l'organisme, s'attaquait aux centres nerveux générateurs des séquences de respiration et les lésait irrémédiablement. Son utilisation était, en l'état de nos connaissances, impossible.
L'ATEDESA était redoutablement efficace pour neutraliser, dans le cadre de notre protocole, le sentiment de compassion, mais elle était incompatible avec le maintien en vie des individus.
J'ai alors donné la parole aux experts en psychologie sociale et comportementale.

Peter, l'un d'eux, se leva :
— Chers collègues,
Nous avons collectivement fait fausse route dans notre recherche pour éradiquer de l'esprit humain, de nos sociétés, cette inclination à porter assistance aux plus faibles qui constitue depuis des siècles le talon d'Achille de nos sociétés occidentales.
Et nous sommes particulièrement heureux de pouvoir vous faire la démonstration de l'intérêt de l'association des sciences humaines et sociales aux équipes de recherche en biologie.
En effet, à notre sens, il existe une autre approche que l'approche médicamenteuse.
Nous souhaitons vous proposer un projet radicalement différent dans sa méthodologie, ne présentant pas d'effet iatrogène et susceptible, selon nous, d'obtenir le but recherché.
Peter poursuivit son exposé en appuyant son discours par une série de diapositives.
— L'analyse du fonctionnement des sociétés humaines et du comportement des individus nous démontre que l'argent, que la monétisation des biens ou des actions de l'homme, peut avoir des effets tout aussi redoutables que notre protocole ATEDESA.
De nombreuses études décrivent l'effet de l'argent en tant qu'antagoniste puissant du sentiment d'altruisme. Plusieurs chercheurs ont mis en évidence ce pouvoir spécifique de l'argent : il rend insensible à la détresse des autres. Et étonnamment, les protocoles impliquant des enfants confirment cet effet alors que le sujet ne connaît pas la valeur réelle des unités monétaires qu'il manipule.
L'effet est retrouvé alors que les individus sont seulement exposés à la dimension monétaire de leur activité, sans en connaître l'échelle.

De plus, cette exposition diminue le sens éthique et amène les personnes mises en situation et soumises aux tests à prendre des décisions contraires aux règles de vie qu'elles observaient jusqu'alors.

Ainsi, des chercheurs de Harvard et de la David Eccles School of Business de l'Université de l'Utah en témoignent dans la revue Organizational behavior and human decision processes[1].

"*Le plus incroyable, souligne une enseignante en marketing, c'est de voir que de toutes petites évocations de l'argent peuvent pousser à mentir, tricher et voler dix minutes plus tard, c'est fascinant.*"

"*Cela déclenche immédiatement un mode de pensée commercial (...). La conséquence, c'est qu'on ne se pose plus la question de la moralité*", ajoute Kristen Smith-Crowe, professeur de management.

« Même si nous sommes bien intentionnés, même si nous pensons savoir le bien du mal, il peut y avoir des facteurs influençant nos décisions et nos comportements dont nous ne sommes pas conscients. » [2]

De plus, et c'est un point qui nous intéresse hautement pour notre projet, la réaction est aussi efficace en l'absence de récompense financière directe.

Nous sommes donc devant un effet qui dépasse la relation entre l'individu et le support monétaire.

Nous avons désormais la preuve qu'il s'agit d'un effet à dimension environnementale.

Cet effet est connu et décrit depuis longtemps ; le christianisme, dans sa condamnation de l'argent en tant que finalité de l'action humaine, ne s'est pas trompé : la science nous le démontre aujourd'hui.

---

[1]*Market Watch* : site internet américain d'information financière, 19 juin 2013

[2]Journal Le Monde.fr : 21 juin 2013

Par ailleurs, et il s'agit là du deuxième volet du projet que nous vous proposons, les découvertes récentes produites par nos confrères travaillant sur l'épigénétique, attestent que les gènes et l'environnement s'influencent mutuellement au niveau moléculaire ; nos comportements agissent sur notre patrimoine génétique à travers l'épigénome. Les travaux les plus récents démontrent les conséquences transgénérationnelles de ces modifications épigénétiques produites par une exposition prolongée à un environnement donné. Nous assistons au même effet durable qu'en utilisant une molécule ; mais dans notre protocole, le stimulus provient de l'environnement.
Nous avons élaboré un modèle que nous pouvons expérimenter et appliquer ensuite sur une grande échelle pour obtenir le but que poursuit notre organisation.

L'exposé de Peter provoqua un silence impressionnant.
Il poursuivit :
— En première approche, le protocole que nous proposons consiste à donner au soin une valeur monétaire et à impliquer l'ensemble des soignants dans ce processus de monétarisation ; les médecins, les infirmières, doivent être au cœur de la démarche. Le projet serait un échec si cet outil de conversion du soin en argent ne concernait que les personnels administratifs des hôpitaux.
L'hôpital doit être irrigué dans son ensemble par cette approche monétaire. Il faut que l'exposition, que l'imprégnation soit la plus large possible pour obtenir le résultat optimal attendu.
Il appartiendra aux directeurs d'hôpitaux de mobiliser l'ensemble des acteurs hospitaliers sur cet objectif en en faisant un enjeu institutionnel.
Bien entendu, le processus pourra être progressif afin de ne pas heurter frontalement les valeurs du monde soignant.

Des alliances objectives seront organisées avec les soignants ; l'idéal serait de détourner au sein de l'institution des médecins qui pourraient se faire les ambassadeurs de la démarche auprès de leurs confrères.
Nous sommes persuadés de la validité de notre modèle.
L'effet de l'exposition environnementale à l'argent, à la monétisation du soin sera pérenne, la notion d'assistance sera éradiquée et *l'institution-hôpital* sera détruite à jamais.
Mais je ne m'étends pas plus longuement. Il appartiendra à un autre groupe de notre organisation que le nôtre de mener à bien ce projet.
L'équipe ne put retenir ses applaudissements et Lucien Tétaber fut un des chercheurs en science dure qui félicita le plus chaleureusement Peter pour sa proposition.

Louis Enilec se recroqueville à nouveau sur son fauteuil ; visiblement, il est très fatigué.
Cet exposé a été pour lui une épreuve redoutable.
— Voilà l'histoire de la tarification à l'activité, de la T2A, substitut de l'ATEDESA et inspiratrice du TAA.
La suite, vous la connaissez ou tout du moins, vous en connaissez les aspects officiels.
Je suis comme tétanisé.
Le salon dans lequel nous nous trouvons, avec ce vieillard tassé dans son fauteuil, devient inquiétant.
Qui est vraiment ce vieil homme ? Un fabulateur ? Un esprit malin introduit par effraction dans ce lieu ?
Tout tourne autour de moi.
Les lignes dessinées par le carrelage s'enchevêtrent dans tous les sens sans aucune logique. J'ai envie de m'échapper, de quitter ce lieu devenu maléfique.
Cette sordide révélation m'apparaît inimaginable et pourtant, elle donne sens aux événements que je viens de

vivre les jours précédents, mais aussi à ceux que j'ai vécus en tant qu'hospitalier.
Je regarde Emmanuel, recherchant dans son regard un appui dans le monde réel.
Il se tourne vers Louis Enilec.
— Louis, je vous propose de poursuivre cet échange demain soir. Allons-nous reposer, nous en avons tous besoin !

Nous quittons la maison des Chapelains sans un mot.
Le gave de Pau aux eaux gonflées par les pluies des jours précédents fait entendre un bruit sourd.
En quittant Emmanuel, je ne peux m'empêcher de lui dire :
— Mais tout cela, à supposer que cela soit vrai, ne m'explique pas pourquoi et comment Louis Enilec se trouve chez les Chapelains.
— Bruno, tu comprendras demain, lorsque Louis Enilec aura terminé son exposé et que nous t'aurons fait connaître pourquoi nous t'avons fait venir.

— A demain, garde espoir, essaye de passer une bonne nuit !

- Chapitre 19 -

Le bon Samaritain[1]

[1]Évangile selon saint Luc : le bon Samaritain est une parabole du Nouveau Testament dont se sert Jésus de Nazareth pour illustrer sa définition de l'« amour du prochain ».

Le lendemain est une journée sombre, une journée conforme à la tradition populaire lorsqu'elle décrit Lourdes comme le « pot de chambre des Pyrénées ».
Je passe la plus grande partie de la journée à l'hôtel à me remémorer ma vie hospitalière à la lumière des révélations de Louis Enilec.
Nous aurions été manipulés, nous n'aurions été que les instruments d'un sombre dessein ? Je suis triste et révolté.
Je refuse de croire à cette histoire.
Est-ce vraiment Louis Enilec ?
Les sanctuaires de Lourdes sont souvent visités par des personnages ayant perdu contact avec la réalité.
Ce vieil homme est un escroc, pire, l'assassin de Louis Enilec qui se fait passer pour lui …
Pourtant, je l'ai reconnu sans peine.
Était-ce un rêve ?
J'appelle Emmanuel pour confirmer l'heure du rendez-vous ; en fait, surtout pour entendre sa voix, la voix de quelqu'un en qui j'ai confiance.
Lui n'a pas pu se tromper et il ne peut pas me tromper.
— Oui, le rendez-vous est bien à 22 h, comme hier soir.

Quand vient le soir, je rejoins les abords de la maison des Chapelains, à la fois curieux et inquiet ; curieux de savoir pourquoi Louis Enilec se trouve dans ce lieu et inquiet d'être confronté à d'autres révélations.
Tout en marchant, je m'imagine tel un patient se rendant dans le cabinet de son psychanalyste, la peur au ventre de découvrir la réalité de sa vie, le sens ou le non-sens de son action, de ses engagements, de ses croyances ; mais

comme aimanté, irrémédiablement attiré par cette confrontation avec ce qui est, peut-être, la réalité.

Le professeur occupe la même place, au bout de la pièce.
— La journée a été maussade. Décidément, entre Caen et Lourdes, je ne suis pas gâté par le climat, lance-t-il, comme s'il avait retrouvé un certain sens de la plaisanterie.

— Bien, je reprends le cours de mon exposé.
Les responsables de notre organisation comprirent que nous nous étions engagés dans une voie sans issue et mes experts en sciences humaines et sociales purent assez facilement les convaincre de mettre en œuvre la solution qu'ils proposaient. Mon équipe fut dessaisie au profit d'une équipe parisienne chargée de concevoir le nouveau projet et de le mettre en œuvre.
Cette équipe prit le nom d'HITA[1], par référence au nom d'un souverain iranien de l'époque paléo-élamite de la dynastie d'Awan (2280- 2250 av JC).
Au tout début, cette nouvelle équipe se mit au travail dans la clandestinité, mais rapidement, elle put travailler au grand jour car le pouvoir politique comprit que ces travaux pouvaient apporter une contribution importante à la maîtrise des dépenses de santé qui était devenue une des préoccupations essentielles.
De bonne foi, et sans connaître les véritables objectifs poursuivis par les initiateurs de ce projet, le ministère de la Santé en fit un enjeu national. C'est ainsi que l'HITA devint naturellement, avec la complicité des membres de

[1]Si les hospitaliers voient dans cet acronyme une référence à l'ATIH (Agence technique de l'information hospitalière, en charge de la maintenance et des évolutions du système de tarification à l'activité), il ne peut s'agir que d'une coïncidence troublante.

notre organisation infiltrés dans les rouages de la haute administration, une des agences ministérielles qui permettent aux pouvoirs publics d'externaliser un certain nombre de fonctions étatiques.
Plusieurs de ses membres étaient issus des organismes de sécurité sociale ; ils sont plus éloignés de la culture hospitalière et sont relativement sensibles aux influences des cliniques commerciales.
Notre couverture était ainsi particulièrement efficace.
Le projet comportait un volet technique consistant à mettre en place un outil de monétarisation du soin et un volet culturel, destiné à substituer au vocabulaire hospitalier, une terminologie à consonance commerciale.
N'oubliez pas que les bases du protocole reposent sur l'exposition continue à un environnement créant les stimuli nécessaires à l'imprégnation durable des cerveaux.
Les deux volets étaient d'égale importance ; détruire *l'hôpital* passait aussi par une déculturation des soignants dont les repères linguistiques constituaient autant d'obstacles à notre projet.
La mise au point de l'outil de valorisation se fit très progressivement ; on instaura tout d'abord un indice de coût de production de chaque hôpital (point ISA)[1] qui, sous prétexte de benchmark selon la terminologie anglo-saxonne désormais usitée, servit en fait à réallouer les ressources au profit des établissements les plus performants.

---

[1]L'ISA représente l'unité d'œuvre composite permettant de mesurer l'activité des unités de soins de courte durée. En fonction du nombre de points ISA attribués à un GHM (groupe homogène de malades), celui-ci se positionne sur l'échelle nationale des coûts par rapport au GHM « calant » 540 (accouchement par voie basse sans complication), doté arbitrairement de 1 000 points. Tous les autres GHM se positionnent par rapport au GHM «calant ».

Ce n'est qu'ensuite, comme vous le savez, que l'on procéda à la valorisation de chaque séjour hospitalier afin de lui donner une valeur marchande et de le transformer en un service monnayable.
A noter que c'est en souvenir du travail de notre équipe sur notre molécule, *l'acide tri-éthyle-di-ester-salicylique,* que l'HITA donna à l'outil de monétarisation le nom de Tarification à l'activité et l'acronyme de T2A.
L'ATEDESA existait désormais au grand jour...

Bien entendu, seuls les initiés comprirent l'analogie entre cet outil et la molécule que nous avions mise au point.
La T2A entra dans le langage hospitalier et fut bientôt une formule sacrée obligatoire à l'usage des directeurs d'hôpitaux, mais aussi de tous les soignants.
Comme initialement imaginé, la diffusion et l'acceptation de cet outil furent grandement facilitées par le ralliement de membres du corps médical au volet technique du projet ; le rôle des médecins chargés de la traduction monétaire des actes et séjours hospitaliers, les médecins DIM[1], fut majeur. La mise en avant de la nécessité de confier cette mission à des médecins pour protéger le secret médical était pour l'essentiel un prétexte ; il s'agissait en fait de briser l'opposition des médecins au projet en mettant en responsabilité certains membres de la communauté médicale.
Ensuite, il fut facile de faire progressivement dériver l'outil pour donner naissance au Traitement algorithmique automatisé et au Scoring d'intérêt médico-économique que nous connaissons aujourd'hui.
Le travail initial avait préparé les esprits.

Le volet culturel fut mis en œuvre parallèlement.

---

[1]Médecins exerçant dans le département d'information médicale des hôpitaux en charge du codage des séjours en vue de leur tarification.

L'École des hautes études en santé publique (EHESP) en charge de la formation des directeurs d'hôpitaux constitua, bien entendu, une cible privilégiée ; un plan général visant à faire tomber en désuétude le langage historique de l'ensemble des hospitaliers fut établi.
Il fut redoutablement efficace.
Ainsi, il était une fois de plus démontré que le talon d'Achille de toute civilisation, de toute communauté et de leur système de valeur, c'est sa langue, sa culture.
Il fut relativement aisé de rendre archaïques tous les mots qui avaient façonné au cours du temps l'action de soigner car en même temps, un processus de technicisation envahissait l'hôpital et ses promoteurs avaient besoin de nouvelles références.
C'est ainsi que les malades devinrent des usagers ou des consommateurs, sous le prétexte fallacieux de leur redonner une dignité ; les hôpitaux revendiquèrent d'être des entreprises de soins, la réponse aux besoins fut remplacée par les parts de marché et la segmentation de ce même marché; la gestion économe fit place au « business plan »[1] ; le virage ambulatoire évoqua une course de vitesse et le fast-track[2] devint le mantra chirurgical.
Le service, rappelons qu'il s'agit historiquement du service des malades, se transforma en pôle.
La liste serait longue...
Je dois avouer que nous fûmes grandement aidés par la mode des anglicismes qui envahirent l'hôpital, ce qui ajouta à la perte de repères.
Un syndicat de directeurs d'hôpitaux en recherche d'un positionnement original, sans être des nôtres, nous apporta

---

[1]Document décrivant la stratégie financière et commerciale choisie pour mener à bien un projet entrepreneurial.
[2]Littéralement, voie rapide, concept de planification de projet utilisé dans l'industrie, visant à compresser le calendrier.

opportunément une aide décisive: voulant donner aux directeurs d'hôpitaux un positionnement de chef d'entreprise, il promut la notion d'hôpital-entreprise.
Nos espérances étaient dépassées...
Vous avez vécu comme moi, cet effet boule de neige qui a enseveli l'hôpital sous un matelas ouateux.

Ensuite, nous sommes arrivés au pouvoir et nous avons pu parachever notre modèle, mais l'essentiel était déjà réalisé.
Vous noterez que par contagion, un certain nombre de secteurs périphériques aux soins furent touchés par ce mouvement ; il en fut ainsi de la recherche biomédicale.
Aujourd'hui, l'objectif est quasiment atteint ; *l'institution-hôpital* chancelle et le pari que nous avions fait est en voie d'être gagné : l'affaiblissement et la disparition de cette institution emblématique de notre société se répercute sur l'ensemble de la société.
Ainsi, se réalise notre grande ambition sociétale. Il ne reste plus, conformément aux lois de la génétique, qu'à attendre les conséquences de ces transformations sur la génération suivante.
Une génération, c'est-à-dire quinze ans, tout au plus ...

Louis Enilec se lève en direction de la fenêtre d'où il contemple en silence les abords brumeux des sanctuaires.
Je regarde Emmanuel, l'interrogeant des yeux.
— Louis, dit-il, il vous faut maintenant, même si je sais que l'exercice est difficile, expliquer à Bruno pourquoi vous êtes dans ce lieu.

Après quelques instants qui me paraissent une éternité, Louis Enilec se rassied.
— Après que mon équipe fut dessaisie du projet par notre organisation, je continuai mes travaux en génétique et biologie moléculaire. Mes recherches étaient désormais

sans relief particulier et je disposais de beaucoup de temps libre.
Les années passaient et je regardais avec une certaine distance les évolutions du monde de la santé et de la société en général.
L'arrivée au pouvoir du parti issu de notre mouvement fut, bien sûr, un grand moment, mais je n'avais pas de responsabilités officielles.
Lucien Tétaber, par contre, s'engagea officiellement et devint un des cadres du mouvement politique.
Je profitais de mon temps libre pour approfondir la connaissance de mes penseurs préférés. Le projet de société que je voyais se développer ne correspondait pas totalement à mes attentes. L'homme nouveau dont j'avais rêvé risquait d'être perverti par la société de consommation et ses excès.
Ma vie était terne, sans ambition, sans projet.
Je m'interrogeais ...

C'est alors que ma santé s'est dégradée.
Le diagnostic fut long à établir, mais il était sans appel : j'étais atteint d'une sclérose en plaques à forme maligne, particulièrement agressive, me donnant une espérance de vie de quelques mois.
Mes confrères neurologues me proposèrent un traitement efficace qu'ils venaient de mettre au point contre ce type de maladie; le traitement était long et coûteux ; il reposait sur une série d'interventions sur la moelle épinière et le cerveau.
Un espoir se dessinait pour moi.
J'ai alors demandé à bénéficier de ce traitement.
Comme tous les patients, je fus soumis au TAA.
Malheureusement, le verdict du SIME fut sans appel : compte tenu de mon âge, de mes publications, des

résultats récents de mes recherches et du coût global de ce protocole de soins, je ne pouvais pas en bénéficier.
Je me refusai à contester ce résultat, contestation qui serait apparue incongrue aux yeux de mes proches ou de mes collaborateurs.
Mes jours étaient comptés.
Comme aux autres patients en pareille situation, on me proposa de bénéficier d'un pèlerinage dans un sanctuaire de mon choix.
Après une longue réflexion, je décidai de me rendre dans la cité mariale dans le plus grand secret ; ma démarche s'expliquait essentiellement par la curiosité, mais aussi par l'envie de partager cette expérience vécue par les autres malades.

C'est ainsi que je me suis retrouvé sur un fauteuil roulant, poussé par un membre de l'Ordre de l'hospitalité Notre-Dame, un « Hospitalier », au milieu d'une foule qui se pressait en direction de la grotte de Massabielle.
Le flot des pèlerins était dense et les hospitaliers peinaient à se frayer un passage pour rejoindre l'endroit réservé aux malades, mais les visages qui m'entouraient étaient curieusement sereins ; le préposé à ma déambulation était un médecin de campagne d'une quarantaine d'années, installé dans le nord de l'Aveyron, à Laguiole.
Il consacrait chaque année une semaine à l'accompagnement des malades ; il me parlait de son travail difficile, l'hiver, à distance de tout hôpital ; il avait fait installer dans son cabinet, un appareil de radiologie et procédait à beaucoup de gestes d'urgence, les véhicules du SMUR ne pouvant intervenir, en cas d'intempérie, qu'au bout de plusieurs heures.
Ses gestes étaient attentionnés. Il prenait soin de moi.

Il restait discret, ne me posant pas de questions sur mon histoire, sur ma maladie, s'enquérant simplement de mon bien-être dans l'instant présent.

A un moment, alors que le soleil plombait sur l'esplanade, il m'offrit à boire. Le gobelet d'acier scintillait au soleil.
J'eus alors comme un éblouissement.
Je me remémorai dans un éclair la scène de l'Evangile où le bon Samaritain vient au secours d'un blessé ; lorsque j'étais enfant, cette parabole m'avait été expliquée par ma grand-mère maternelle.
L'image me parut d'une intensité extraordinaire, comme si ce geste potentialisait toute la bonté, toute l'humanité d'un être humain pour son semblable, comme s'il résumait les actions humanitaires de tous les temps. Une multitude de visages m'apparaissaient.
Ensuite, je vis ma vie défiler, comme si je visionnais en accéléré des images provenant d'une bobine de film qui se serait échappée de son logement et tournerait sur elle-même avant de rejoindre le sol.
Le déroulé du film s'arrêta.
Je ne voyais plus que le point lumineux provoqué par le soleil sur le revêtement métallique du récipient.
Cette eau dont je ne sus jamais si elle provenait de la source miraculeuse ou s'il s'agissait d'une eau minérale me provoqua un bien-être immense.
Je la sentais irriguer mon corps. J'avais l'impression de flotter, d'être ailleurs. Je vivais un moment d'euphorie intense.
Je me sentais neuf, comme lavé.
J'ai ressenti une chaleur dans les membres, elle est montée progressivement dans tout mon corps. La vie revenait.
Un prêtre s'est approché et m'a fait, comme aux autres grabataires, l'onction des malades.
Mon médecin accompagnateur souriait.

Je n'ai rien dit, mais je savais confusément que rien ne serait comme avant.
De retour à l'accueil Notre-Dame où j'étais logé, le médecin me déposa sur mon lit, mais j'étais certain que si je le voulais, je pouvais marcher.
J'étais un autre homme.
Au petit matin, et alors que tout le monde dormait, je décidai de me lever et d'appeler Emmanuel dont un ami, à Caen, m'avait donné les coordonnées.
Peu m'importait de mettre des mots sur ce qui m'arrivait ; lui ne le souhaitait pas non plus. Certes, j'étais heureux de remarcher, mais ce n'était pas l'essentiel.
Ma vie d'avant était comme effacée.
Emmanuel, pour la forme, constitua un dossier faisant état du fait, selon la formule utilisée au bureau des constatations médicales, qu'« en l'état actuel des connaissances médicales et scientifiques, mon état de santé présent était inexpliqué et que mon dossier serait présenté à la commission médicale internationale ».
Quelques jours plus tard, il me convainquit de passer une IRM. Les images de mon cerveau et de ma moelle épinière ne révélaient plus que des taches de cicatrisation aux lieux et place des lésions inflammatoires.
Cette objectivation de l'état de mes organes ne m'intéressait pas.
Etait-ce une rémission spontanée due à une réaction du cerveau sous l'effet d'une forte émotion ? Une intervention des forces de l'esprit, une intervention de l'Esprit ? Cette situation était-elle provisoire ou définitive ?
Je ne voulais pas savoir.
Ce qui m'importait, c'était de conserver cet état de bien-être qui m'avait envahi. Pour cela, il fallait que je travaille à effacer les conséquences de ma vie d'avant.

Voilà pourquoi depuis, et avec l'aide d'Emmanuel et des Chapelains, je suis hébergé dans ce lieu.
Maintenant, vous savez vraiment tout sur l'ATEDESA …

Mais si je vous ai fait venir, c'est que je souhaite vous proposer de participer à ce projet de reconstruction de *l'hôpital* que je conduis depuis quelques mois dans la clandestinité.
Vous voyez, ma vie ne change pas; toute l'expérience que j'ai accumulée pour cacher mes activités, je la mets au service de ce projet qui est devenu mon nouvel horizon, ma raison de vivre.
Emmanuel se tourne vers moi.
— Nous organisons avec Louis Enilec, dans des lieux tenus secrets, des séminaires de refondation de *l'hôpital*.
Les participants sont choisis en fonction de leurs convictions sur le rôle de *l'hôpital* dans la société; ils reçoivent un enseignement grâce auquel ils se réapproprient les fondamentaux de l'aide aux malades, aux nécessiteux. Ils sont ensuite chargés de constituer des éléments de résistance au système actuel.
Ce sont, si je peux oser la comparaison, des antiviraux tels qu'on ne les a pas encore découverts pour lutter contre l'épidémie qui sévit actuellement.
Ces séminaires ont pour objectif de renforcer l'immunité des participants et d'en faire des vecteurs efficaces d'une société nouvelle.
Nous sommes bien conscients que la tâche est immense, mais l'épidémie actuelle constitue une opportunité. Les limites de l'organisation du système de santé semblent atteintes.
Nous devons précipiter ce mouvement et nous avons besoin d'acteurs motivés. Nous te proposons de nous rejoindre.

Si tu donnes ton accord, dans quelques jours nous te ferons connaître, par un moyen confidentiel, le lieu où se tient ce séminaire.
Mais il faut que tu gardes strictement pour toi tout ce que tu as appris ici.
N'en parle à personne.
Sois d'une extrême prudence ; nous vivons dans une société dangereuse pour toute personne n'adhérant pas au pouvoir dominant.

Nous prenons congé de Louis Enilec et je m'enfonce dans la nuit sombre. L'esplanade est déserte. Je marche tel un automate. Le nuage de fumée, au-dessus du lac de Lourdes, est particulièrement épais; les décès ont dû être plus nombreux aujourd'hui.
J'aperçois en chemin deux fenêtres éclairées sur la façade de l'ancien centre hospitalier ; ce sont sûrement les offices infirmiers où les soignants veillent. Ces lumières se détachent sur la façade grisâtre qui surplombe la ville endormie ; leur intensité varie selon les angles de vue et parfois, elles semblent scintiller très faiblement comme un phare dans la tempête.

C'est décidé, je répondrai positivement à la demande d'Emmanuel et de Louis Enilec.

- Chapitre 20 -

En mission

J'ai regagné le domicile de mon ami Paul depuis plusieurs jours et repris le cours de notre vie de confinés dont la monotonie me paraît désormais difficile à supporter.
Je fais état de la demande d'aide d'Emmanuel pour organiser un nouvel accueil médicalisé pour les malades à proximité des sanctuaires.
Construire un nouvel *hôpital*, ce n'était pas faux...

Alors que la soirée, comme souvent, est consacrée à la lecture, je reçois un appel d'Emmanuel.
— ...
— Le week-end prochain ?
— ...
— Et pour le lieu ?
— ...
— Je note
— ...
— Merci, Emmanuel. A bientôt.
Face aux regards interrogatifs de Claudie et de mes amis, je réponds :
— C'est Emmanuel, il veut que je le rejoigne le week-end prochain pour rencontrer un architecte italien qui propose ses services pour construire le nouvel accueil des malades. Il s'occupe de toutes les autorisations nécessaires pour le déplacement.

- Chapitre 21 -

Le docteur Jean-Baptiste

Suivant scrupuleusement les consignes d'Emmanuel, je me rends au cabinet du docteur Jean-Baptiste à Laguiole, à 12 h précises.
— Je suis un ami d'Emmanuel.
— Je vous attendais.
Il me remet une enveloppe.
— Bonne route ! Soyez prudent.

Après avoir regagné mon véhicule, j'ouvre l'enveloppe :
« *Accueil des malades : Hôpital François-Tosquelles, Rue de l'Hôpital, 48120 Saint-Alban-sur-Limagnole* »

- Chapitre 22 -

L'organisation de la résistance

Le centre hospitalier François-Tosquelles où Emmanuel m'a donné rendez-vous est situé dans un petit village de Margeride, à Saint-Alban-sur-Limagnole, à 1000 mètres d'altitude, dans le nord de la Lozère.
C'est dans cet établissement isolé dans la montagne que Louis Enilec et Emmanuel réunissent en secret les groupes de refondation de *l'hôpital*.
La réunion se tient dans une salle du château interdite au public depuis des dizaines d'années.
Les participants sont d'origines diverses.
On y trouve bien sûr, en nombre, des professions médicales et soignantes ; mais aussi des assistants sociaux, des aidants, quelques membres de confessions religieuses, quelques cryptocommunistes ...
Ils sont tous animés par la volonté de rebâtir l'institution hospitalière.
Beaucoup concrétisent cette volonté en s'engageant sur leur lieu de vie au service des autres ; certains participent à des maraudes, d'autres animent des banques alimentaires, des structures de fournitures de vêtements ou donnent des cours d'alphabétisation.

En introduction du séminaire, Louis Enilec rappelle l'histoire de cet hôpital.

— Chers amis,
Nous vous avons réuni dans un village à l'écart des voies de circulation, qui offre toutes les conditions de discrétion

nécessaires à notre mission; mais ce lieu est bien plus que cela.
Nous sommes dans un établissement qui est un symbole important de l'histoire hospitalière.
C'est en effet ici que se réfugia, durant la Seconde Guerre mondiale, François Tosquelles, psychiatre, militant au P.O.U.M. (mouvement trotskiste antistalinien) qui fuyait la dictature franquiste.
Sous son impulsion et avec l'aide de la communauté religieuse qui gérait l'établissement, les services hospitaliers abritèrent un mouvement de résistance clandestin.
Les religieuses, les médecins, le personnel et les patients accueillaient, cachaient et soignaient des maquisards blessés et des réfugiés se faisant passer pour des malades mentaux ; Paul Éluard fut l'un d'eux. La présence clandestine de nombreux artistes et hommes de lettres, fuyant le régime nazi, permit un intense brassage intellectuel, terreau d'une profonde réflexion sur l'humanisation des conditions d'hospitalisation des malades mentaux.

Dans ce lieu, François Tosquelles jeta les bases d'une refondation des soins psychiatriques et créa un modèle de psychiatrie humaniste ayant pour objectif de soigner les patients, mais aussi l'hôpital, l'institution psychiatrique elle-même.[1]
Il concrétisa cette révolution de l'hôpital en lien avec les populations environnantes, après avoir fait abattre les murs d'enceinte de l'établissement.
Alors que la période d'occupation provoqua 40000 décès du fait de la malnutrition dans les hôpitaux psychiatriques

---

[1]" Il faut soigner l'hôpital avant de soigner les gens". Hermann Simon, psychiatre allemand, directeur de l'asile de *Güterslo,* inspirateur de François Tosquelles.

français, l'hôpital de Saint-Alban n'eut aucun décès à déplorer pour cette raison grâce à l'insertion des malades au sein de la population.
Mes amis, aujourd'hui, nous sommes confrontés à une menace dramatique pour *l'hôpital* et notre société.
Je souhaite que l'esprit qui a animé ce mouvement de refondation psychiatrique dans des circonstances tragiques nous permette de travailler efficacement à la reconstruction de *l'hôpital*.

Après son intervention introductive, Louis Enilec nous dessine le système de santé actuel.
Il insiste sur la puissance du virus qui se diffuse dans un corps social affaibli où l'individualisme, corollaire du matérialisme, est érigé en règle d'or.
— L'« argent » a une force de propagation redoutable car il anesthésie toute réaction de rejet. Polymorphe, il peut prendre l'apparence des actions les plus nobles, s'appuyer parfois sur des concepts, des mots faisant référence aux sentiments les plus élevés de l'homme, les envelopper, les phagocyter et finalement les détruire…
Aujourd'hui, notre système de santé est gangrené.

Je vous propose trois types d'action en référence aux modalités de soins en cancérologie.
La chirurgie : n'hésitez pas, dans certains cas, à vous séparer des activités, des modes de vie qui sont irrémédiablement atteints par le virus. Parfois, tout combat est perdu d'avance ; ne préjugez pas de vos forces.
L'irradiation : Il faut redonner du sens, éclairer, utiliser les vrais mots et ainsi redonner aux cellules de notre société leur capacité de régénération.
La chimiothérapie : il s'agit d'injecter des anticorps dans le tissu social, de porter témoignage des véritables valeurs.

Vous êtes ces futurs agents chargés de lutter contre le virus.

Louis Enilec développe son propos et nous demande de nous répartir dans différents ateliers pour approfondir certaines thématiques.
- Formation médicale : comment protéger les futurs soignants ?
- L'illusion de la technologie en santé : comment le virus avance masqué.
- Les « marchands du temple » dans les hôpitaux : Comment les confondre ?
- Le combat culturel : retrouver les mots pour dire le soin.
- ....
Je m'inscris à l'atelier sur le combat culturel.

L'animateur, un professeur du département de Littérature et langage de l'École Normale Supérieure, spécialiste en sociolinguistique, retrace l'histoire du langage hospitalier.
— *L'hôpital*, en tant qu'institution, est porteur d'une culture professionnelle dictée par des valeurs qui lui sont propres...

— Bruno ! Bruno !

Claudie me tend le téléphone.
— C'est pour toi. J'ai répondu car tu ne réagissais pas, c'est le directeur de l'ARS[1]

— Bonjour, Monsieur le Directeur général,
— ...
— Entendu, je me rendrai à l'Agence lundi après-midi.

---

[1]Agence Régionale de Santé

— Le directeur de l'ARS me demande de venir le voir lundi prochain. Il veut me proposer une mission.

Claudie repose le roman d'Annie Ernaux sur la table basse.
— Notre vie entre parenthèses en Lozère va donc se terminer.
— Mais, Claudie, que s'est-il passé ?
— Tu dors profondément depuis plus d'une heure.
— J'ai l'impression d'avoir dormi une éternité. Tu as entendu la bourrasque qui s'est abattue sur le Viala ?
— La bourrasque ? Quelle bourrasque ? Le temps est au plus beau depuis plusieurs jours …

- Chapitre 23 -

Un simple cauchemar ?

Le soleil levant dessine la corniche des Cévennes sur un horizon rougeoyant qui s'estompe au fur et à mesure de notre avancée, laissant place à un ciel de plus en plus bleu. Nous roulons depuis une heure en direction de Montpellier.

— Tu sais, Claudie, hier, quand je me suis longuement endormi, j'ai fait un rêve ou plutôt un cauchemar qui m'a semblé durer une éternité. Un rêve puissant, construit … Il faut que je te le raconte...il faut que je le raconte, pour ne pas oublier...

« *Soudain, une violente bourrasque rabat violemment le vieux volet sur le mur de façade. Le ciel s'obscurcit rapidement et de grosses gouttes commencent à marteler le sol de la pièce. Je me lève pour refermer la fenêtre dont les carreaux de verre grossier et opaque tintent sous l'impact des rafales de pluie…* »

GLOSSAIRE

ANFHN : agence nationale de formation de l'homme nouveau, organisme de formation hospitalier.
ARE : assistants de recherche économique, nouveau métier dans la recherche ayant supplanté les autres professionnels.
ATEDESA : acide tri-éthyle-di-ester-salicylique, molécule particulièrement efficace pour neutraliser chez l'homme le sentiment de compassion.
BENCHMARK : le *benchmark* désigne une technique de marchandisage visant à observer les performances d'une autre entreprise, à comparer et à analyser les performances de produits ou services concurrents en vue d'optimiser sa production.
BUSINESS PLAN : Document décrivant la stratégie financière et commerciale choisie pour mener à bien un projet entrepreneurial.
DMSTC : département d'informations médico-socio-techniques croisées. Nouveau service hospitalier.
EHESP : École des Hautes Études en Santé Publique, anciennement ENSP, École Nationale de Santé Publique.
FCC : fédération des cliniques commerciales.
HITA : groupuscule chargé de mettre au point le volet technique du projet de destruction de *l'hôpital.*
INSERM : Institut National de la Santé et de la Recherche Médicale.
RESIGNE : recherche en science immersive comportementale de gestion de la non-expression. Projet de recherche original en sciences humaines et sociales.
SIME : *scoring* d'intérêt médico-économique : outil statistique délivrant le droit d'accès à un traitement.
SNCH : Syndicat National des Cadres Hospitaliers devenu SMPS, syndicat des managers publics de santé.
SOMA : service d'orientation médicale automatisé, forme la plus aboutie du « virage » ambulatoire à l'hôpital..
TAA : Traitement algorithmique automatisé : nouvel outil de gestion hospitalière.
T2A: Tarification à l'activité : outil d'allocation budgétaire dans les hôpitaux développé dans les années 2004-2007.

- TABLE -

www.ingramcontent.com/pod-product-compliance
Lightning Source LLC
LaVergne TN
LVHW010953061026
849535LV00006B/1694
* 9 7 8 2 3 4 3 2 3 1 7 1 6 *